婴幼儿睡眠的秘密

4步养出甜睡宝贝

王荣 著

the

of Infant Sleep

0~3
岁

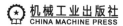

机械工业出版社
CHINA MACHINE PRESS

作为婴幼儿睡眠咨询师，本书作者结合丰富的咨询经验，针对0~3岁宝宝的父母和主要照料人，详细介绍了宝宝的睡眠规律、睡眠方式，如何改善宝宝的睡眠以及特殊睡眠情况的处理，还提供了养育观的建立以及父母如何从睡眠中学会和宝宝彼此信任等内容。引导父母科学认识宝宝的睡眠，帮助宝宝建立良好的睡眠习惯，避免掉进"小时候陪睡，大了陪写作业"的怪圈里。

图书在版编目（CIP）数据

婴幼儿睡眠的秘密：4步养出甜睡宝贝／王荣著.

—北京：机械工业出版社，2019.11（2024.5重印）

ISBN 978 - 7 - 111 - 63808 - 7

Ⅰ.①婴… Ⅱ.①王… Ⅲ.①婴幼儿-睡眠-基本知识 Ⅳ.①R174

中国版本图书馆 CIP 数据核字（2019）第 213314 号

机械工业出版社（北京市百万庄大街22号 邮政编码100037）

策划编辑：王淑花 刘文蕾 责任编辑：刘文蕾 张清宇 王淑花

责任校对：王 欣 封面设计：吕凤英

责任印制：邓 博

北京盛通数码印刷有限公司印刷

2024 年 5 月第 1 版·第 3 次印刷

165mm×235mm·13.5 印张·182 千字

标准书号：ISBN 978 - 7 - 111 - 63808 - 7

定价：59.80 元

电话服务　　　　　　　　　　网络服务

客服电话：010 - 88361066　　机 工 官 网：www.cmpbook.com

　　　　　010 - 88379833　　机 工 官 博：weibo.com/cmp1952

　　　　　010 - 68326294　　金 书 网：www.golden-book.com

封底无防伪标均为盗版　　机工教育服务网：www.cmpedu.com

序　言

我们生活在一个没人喜欢睡觉的年代。进入互联网时代以来，这个世界诞生了太多的精彩，我们流连忘返于这些精彩之中而常常忘记了自己的基本生理需求——好好睡觉。同时，年轻的父母被孩子的睡眠问题所困扰却毫无头绪。大一些的孩子，也面临着同样的问题。中国睡眠研究会发布的《2019中国青少年儿童睡眠指数白皮书》指出，中国青少年儿童普遍睡眠不足。

孩子睡眠不好，最受困扰和折磨的是妈妈。睡眠问题给妈妈带来的情绪困扰，让我特别震惊。几年前，有一位来找我咨询的妈妈和我说，如果能解救她于水深火热之中，她愿意做牛做马来报答我。我当时眼泪就流下来了：这是被孩子的睡眠问题搞崩溃到什么程度，才能和一个陌生人说出这样的话。我接触过的很多妈妈，都因为孩子睡眠问题带来的疲惫和无望，而滋生过跳楼的想法。

睡眠问题不仅受到文化传承的影响，更是养育的选择问题。大多数家庭在决定如何让孩子睡、睡在哪里时，只是出于家长的习惯或者方便照顾，并没有意识到这对家庭未来的影响，以及对家庭养育观潜移默化的作用。

据不完全统计，中国有60%～70%的家庭是隔代养育。网络发达带来的育儿知识的普及，反而在一定程度上加深了隔代养育的矛盾。年轻父母普遍通过网络来获取科学的育儿知识，而上一辈人依然秉承着老一代传承下来的经验。睡眠问题是隔代养育问题的焦点，对睡眠问题的误解更是重灾区。

因为文化和家庭结构的不同，国内婴幼儿的睡眠问题和西方国家婴幼儿的睡眠问题有很多不同的地方。比如，很多中国家庭的养育知识来自上一辈人的传承，他们倾向于给孩子穿得过多，孩子经常因为过热而醒来。而在西方出版的婴幼儿睡眠书中，分析夜醒时极少提及过热的问题，相反会提到孩子穿少了而冻醒的问题。

6年前，我的大女儿出生。她自带"天使"属性，着实很照顾我这个新手妈妈。但是在睡眠这条路上，我还是把她带偏了。幸而由邻居叮当妈妈介绍，我阅读了特蕾西·霍格女士的《实用程序育儿法》这本书，在大女儿7个月时及时纠正了她频繁夜醒/夜奶的问题。当大女儿1岁左右出现早醒问题时，我通过《婴幼儿睡眠全书》的作者小土的微博，了解并进入了婴幼儿睡眠咨询师这个领域。

3年前，我的第二个女儿诞生了。和她姐姐自带"天使"属性不同，她生性敏感而挑剔，前4个月有着诸多生理状况，睡眠问题很多。解决她的睡眠问题和养育她的过程给我带来了很多不同的经验和思路。我亲身感受到，有一些高度敏感的宝宝，对新手父母来说是巨大的挑战。缺乏经验的新手父母只能任由这类宝宝的睡眠问题愈演愈烈。

2018年，我萌生出写这本书的想法，希望能将这几年睡眠咨询和养育两个孩子的经验用一种更简单而高效的方式呈现出来，并将自己这几年从事睡眠咨询中领悟到的养育原则和感受揉进其中。

如何使用本书？

这本书并不是一本快速解决孩子睡眠问题的"武功秘籍"，也不是什么魔法书，没有大家期望的"几招解决孩子的睡眠问题"。养育孩子，不是出点问题，靠"几招"搞定就完事了。须知，我们养育的是一个有着独立精神内核的孩子，而不是一台机器人，改一下程序就能按照我们预设的方向前进。本书提供的方法，都建立在对孩子的观察、理解和尊重上。

有了这个前提，书中提到的方法才有效。孩子的睡眠习惯是一种行为模式，改善起来并不是一件容易的事情，期望短时间内尝试一下就能改善的想法是不现实的，反而会给自己带来极大的情绪困扰。宝宝睡眠的改善需要我们付出极大的耐心和坚持。

为了让本书更加实用，本书在编排时遵循了"判断问题所在—分析问题原因—解决问题—复盘问题"的逻辑。解决问题里又区分了几个步骤，我们可以根据自己的家庭情况来决定如何操作。

第一章，给父母们一个切实可行的判断标准，孩子到底怎样才算睡眠有问题。

第二章，汇总分析孩子睡眠问题背后的原因。这是新手父母在解决孩子睡眠问题时不可跳过的一步。

第三章，睡眠环境是睡眠改善的第一步，也是基础工作。本章汇总了所有的睡眠环境应该怎样设置才合理，详细到孩子该如何穿盖。

第四章，睡眠程序是睡眠改善的第二步。本章不仅谈到了睡眠程序该做什么，还揭示了睡眠程序的本质，"爱""放松"和"平静"。

第五章，睡眠改善的第三步，建立作息和喂养规律。这是很多妈妈关心的问题。虽然本章主要是按照月龄来编排的，但是请务必详细阅读前四章，再翻到与孩子月龄相应的章节进行阅读。

第六章，自主入睡是睡眠改善的第四步。本章介绍了自主入睡的重要性和对孩子的益处，并给出了实现自主入睡的睡眠训练方法。

第七章，详述了如何保持孩子良好的睡眠习惯。

第八章，谈及睡眠改善对养育的意义。

前五章内容对新手父母来说是必修课，无论孩子是否能自主入睡，这些睡眠的基础工作都要做好。如果父母暂时还不能下定决心让孩子自主入睡，那第六章至第八章的内容对这部分父母来说就是选修课。

唯愿你能从这本书中找到解决自己孩子睡眠问题的方案，并能从中收获一笔宝贵的精神财富，为未来的育儿之路聚足资粮。

致　谢

感谢我的先生。在我周末闭关写作本书期间，我的先生牺牲了自己的睡眠，在繁忙的工作中挤出时间来照顾两个女儿。感谢他这几年来对我这份事业的支持和理解。

感谢我的两个女儿。她们不仅给了我母亲这份职业，还把我引领到了睡眠咨询这份事业上。这给我带来了很多满足感，并让我不断内省。

感谢我的父亲。他通过很特别的方式给我启发和爱。这几年由于他的抑郁病情，我对情绪和睡眠进行了深入的研究和学习，这部分内容也在本书中得以呈现。

感谢我的好"阿姨"。六年来一直不离不弃地帮我照顾两个女儿，给了两个女儿很多的爱和自由，让我能安心和踏实地做这份事业。

感谢找我咨询的妈妈们。谢谢你们对我的信任，感谢你们把孩子的睡眠问题交给我，让这本书有丰富的内容分享给其他父母。感谢为本书提供案例的家长，让本书的读者有案例可循。

感谢公众号"可可妈王荣"的读者和粉丝们。你们的鼓励和阅读，让我有了动力以写作的方式来反思和总结自己的工作。感谢那些给我留言的妈妈，让我认识到自己的不足而得以进步。

感谢机械工业出版社的编辑王淑花、刘文蕾、张清宇。你们对本书的内容架构提出很多宝贵的建议，同时对书稿进行了润色，才使得本书能够顺利出版。

感谢美国 Family Sleep Institute 的创始人 Deborah Patrick 女士。她是我在这条路上的引路人；感谢美国 Family Sleep Institute 的睡眠咨询师晓姝，给本书的有益建议。

感谢小土。数年前我是通过她的微博才知道了"睡眠咨询师"这个行业，并在这几年得到了她很多的帮助。感谢林小暖、苏晓芳、秋千，在日常咨询的探讨中，曾经给了我很多的启发和帮助。

感谢邻居叮当妈妈，她让我知道了"睡眠训练"这件事，并借此改善了我家老大的睡眠。感谢 Shino，在她的鼓励和建议下，我才开了"可可妈王荣"这个公众号。感谢老邻居群里的妈妈们，她们是我的第一批粉丝和读者。

感谢这一路支持过我、帮助过我的人。

目　录

序言

致谢

第一章

你的宝宝睡得如何

/ 001

1

婴幼儿睡眠的重要性 / 001

婴幼儿睡多久才合适 / 003

婴幼儿常见睡眠问题 / 005

2

第二章

为何你的宝宝睡得不

好 / 010

宝宝睡不好是天生的吗 / 010

影响宝宝睡眠的短期因素 / 020

影响宝宝睡眠的长期因素 / 031

影响宝宝睡眠的深层次原因 / 042

第三章

3

睡眠改善第一步：

营造睡眠环境 / 046

宝宝睡在哪儿 / 046

卧室温度和睡眠穿着 / 054

卧室湿度 / 057

卧室光线 / 058

声音 / 059

睡眠辅助物 / 062

4

第四章

睡眠改善第二步：

建立睡眠程序 / 074

为什么要做睡眠程序 / 074

睡眠程序可以做什么 / 075

睡眠程序每天都要一样吗 / 076

做了睡眠程序，为什么宝宝还是不肯睡 / 076

2 岁的宝宝还需要做睡眠程序吗 / 078

第五章

睡眠改善第三步：养成

作息和喂养规律 / 080

作息规律的定义 / 080

引导建立作息规律的工具 / 081

睡眠信号、清醒时间和生物钟 / 084

聆听并理解宝宝的哭闹 / 088

0 ~ 1 个月宝宝的作息引导 / 092

1 ~ 2 个月宝宝的作息引导 / 095

2 ~ 4 个月宝宝的作息引导 / 099

4 ~ 6 个月宝宝的作息引导 / 102

6 ~ 9 个月宝宝的作息引导 / 109

9 ~ 12 个月宝宝的作息引导 / 114

1 ~ 1.5 岁宝宝的作息引导 / 117

1.5 ~ 2 岁宝宝的作息引导 / 123

2 ~ 3 岁宝宝的作息引导 / 128

5

6

第六章

睡眠改善第四步：
让孩子学会自主入睡 / 134

什么是自主入睡 / 134

自主入睡对宝宝的益处 / 135

睡眠引导影响孩子的安全感吗 / 138

是否要进行睡眠引导 / 142

何时可以进行睡眠引导 / 144

睡眠引导的准备工作 / 145

睡眠训练方法解析 / 157

睡眠训练的难点和要点解析 / 177

睡眠训练的常见问题 / 181

睡眠训练失败的原因 / 183

7

第七章

睡眠改善成果的保持

/ 187

睡眠改善成果都保持不住吗 / 187

如何保持睡眠改善的成果 / 191

8

第八章

从睡眠改善看养育之道 / 197

睡眠改善对亲子关系的影响 / 197

自信和信任的建立 / 200

自律和安全感的建立 / 201

父母的自我成长之路 / 202

参考文献 / 204

1 第一章

你的宝宝睡得如何

这几年，很多家庭开始重视孩子的睡眠问题，然而放大到整个社会来看，婴幼儿睡眠的重要性还是被低估了。很多家庭并不知道孩子睡多少，几点睡，白天睡几次才合适。

我碰到过一些家庭，4 个月的孩子夜间能睡 12 个小时，全家人除了妈妈之外都惊呼：已经睡够了，白天不需要再睡了。殊不知，这种情况下孩子白天还需要 3 小时左右的睡眠。

有一些家庭觉得孩子晚上应该 9 点睡，这基本上是源于我们小学时的记忆，那时候我们的父母要求我们必须晚上 9 点睡。也有一些家庭认为一岁以内的孩子白天睡个午觉就可以了，其他时间不需要睡觉。

婴幼儿睡眠的重要性

在孩子前两年的养育中，吃和睡是两个最重要的问题。很可惜的是，在我们国家，相对于吃来说，婴幼儿睡眠的重要性被普遍低估了，虽然家长普遍被这个问题所困扰。

婴幼儿睡眠知识在中国的普及也大概是从 2013 年才开始。即使今天，医院的孕妇学校都开办了关于母乳喂养方面的课程，然而对于婴幼儿睡眠方面的课程却寥寥无几。2017 年，中国国家卫生健康委员会才首次发布了《0 岁~5 岁儿童睡眠卫生指南》。

在这之前，大部分家庭的婴幼儿睡眠知识，都是从老一辈的经验传承而来的。对于婴幼儿睡眠，有很多误区：

- 孩子白天不睡，夜里才能睡好。
- 孩子睡前哭闹就是不想睡，不要强哄。
- 孩子小时候睡不好，大了自然就好了。
- 孩子半夜哭闹是被吓到了。

对于孩子的"吃"，无论是母乳喂养还是辅食喂养，家长普遍认为孩子吃得好不好，长得快不快，和自己的喂养方式、悉心照料息息相关。换言之，家长认为照顾好孩子的吃是自己的责任。

然而，谈到睡眠，家长的普遍态度是：孩子天生就睡不好，就是要一夜醒很多次，就是不爱睡觉。家长普遍认为孩子睡得好不好，是孩子的责任，和自己的照料方式无关。因此，很多家长更容易将此归咎于自己一不小心生了个"高需求宝宝"。我会在后面的篇章讨论为何家长会有"孩子睡眠的好坏是天生的"这样的印象。

无论对于成人还是婴幼儿，睡眠都应该和吃放在同等重要的地位上。如果说，吃是身体的营养来源，那睡眠则是大脑的营养来源。

现代医学研究表明，睡眠对我们人体有着一系列的功能：恢复体力，促进细胞生长和修复，清除代谢物，巩固记忆……还有更多目前未知的功能。对于无论是身体还是大脑都处于飞速发育期的婴幼儿来说，睡眠的重要性更是毋庸置疑的。

良好的睡眠能让大脑得到充分的休息，让孩子在清醒时间处于最佳状态，注意力更集中，情绪也会比较稳定。如果孩子注意力集中，则更能从周围环境中学习新的事物和技能。我们很多成人都感受到过自己缺乏睡眠而导致的情绪不佳、工作效率下降等问题。对孩子来说，更是如此。

我见过很多婴儿，频繁夜醒，一夜的睡眠质量显然是不高的，白天精神不好，会在早晨起床不久后就犯困；即使清醒时间，也经常无精打采。这些婴儿也比较容易哭闹，很多时候都喜欢黏在大人身上，而不愿意独自玩耍和探索。

那是否婴儿期睡眠不好，长大了就好了呢？很不幸，并不全是这样。有些婴儿在两岁以后确实不再频繁夜醒了，但是依然存在其他的睡眠问题，比如入睡困难、抗拒入睡，从而导致整体睡眠时间偏短。这些孩子长大后，睡眠的改善只是相对于他们自己的过去而言，并不代表他们睡够了。

婴儿期养成的不好的睡眠模式，不仅会带到儿童期，还有很大的可能会带到成年。因为睡眠是一种后天习得的行为，一旦这种模式持续下去，孩子就可能不知道怎样才能睡得好。这主要是因为，睡前的自我平静和放松是良好睡眠的关键，然而，婴儿期无法在睡前自我放松的孩子，在儿童期依然无法让自己在睡前平静下来，还是会入睡困难。这会使我们陪睡变得非常辛苦，甚至火冒三丈。

找我咨询的案例中，很多孩子婴儿期睡眠习惯不好，在 2 岁或者 3 岁以后夜间 9 点就躺在床上准备入睡，但是要 10 点多甚至 11 点才能入睡，早晨又很难起床。造成这个问题的主要原因就是这些孩子睡前很难自我平静和放松。

婴幼儿睡多久才合适

经常有妈妈咨询我宝宝睡多少个小时才够，也有妈妈看到自己的宝宝和同龄宝宝相比睡得少一些就焦虑不已。

那到底宝宝睡多久算合格呢？对于婴幼儿的睡眠时长，目前比较详细的是美国国家睡眠基金会（National Sleep Foundation）2015 年发布的睡眠量建议，它囊括了建议睡眠时长，可能合适的睡眠时长上限和下限，以及不推荐的睡眠时长上限和下限（见表1）。

表1　美国国家睡眠基金会发布的睡眠量建议

年龄	建议睡眠时长（小时）	可能合适的睡眠时长下限（小时）	可能合适的睡眠时长上限（小时）	不推荐的睡眠时长下限（小时）	不推荐的睡眠时长上限（小时）
0~3个月	14~17	11~13	18~19	<11	>19
4~11个月	12~15	10~11	16~18	<10	>18
1~2岁	11~14	9~10	15~16	<9	>16
3~5岁	10~13	8~9	14	<8	>14

世界卫生组织在2019年4月发布的关于5岁以下儿童的身体活动、久坐行为和睡眠的新指南，也给出了分年龄段的建议睡眠时长。除了4~11个月建议睡眠时长为12~16小时，比美国国家睡眠基金会的建议多1小时之外，其他年龄阶段建议睡眠时长和美国国家睡眠基金会的建议完全一致。

我根据日常的咨询经验，总结出了一个稍微详细的推荐睡眠量和小睡次数建议，供家长们参考（见表2）。

表2　推荐睡眠量和小睡次数建议

年龄	总睡眠时长（小时）	夜间睡眠时长（小时）	白天睡眠时长（小时）	白天小睡次数（次）
0~1个月	16~18	8~9	7~9	不定
1~3个月	15~16	9~10	5~7	不定
3~4个月	15	10~12	3~5	3~4
4~6个月	14~15	10~12	2~4	3
6~9个月	13~15	10~12	2~3	2~3
9~12个月	12~14	10~12	2~3	2
1~1.5岁	12~14	11~12	2~3	1~2
1.5~2岁	13	10~12	1.5~2	1

（续）

年龄	总睡眠时长 （小时）	夜间睡眠时长 （小时）	白天睡眠时长 （小时）	白天小睡次数 （次）
2~3 岁	12~13	10~11	1.5~2	1
3~4 岁	11~12	10~11	1	0~1
4~5 岁	10~11	10~11	0	0

如果孩子的睡眠时长低于不推荐的睡眠时长的下限或者高于不推荐的睡眠时长的上限，家长就需要把孩子的睡眠问题放到重要事项上来了。如果孩子的睡眠时长处于可能合适的睡眠时长下限，家长也需要考量一下孩子的睡眠是否存在问题。同时，家长需要注意一下孩子的日常精神状态，如果存在下列情况，也需要考虑孩子是否处于缺觉状态。

- 起床后不久就会出现困倦信号，比如打哈欠、揉眼睛、无精打采。
- 白天比较黏人，经常需要人抱着。
- 脾气比较差，一点小事就大哭大闹。
- 经常处于比较烦躁的状态。
- 经常处于比较亢奋的状态。

这里我要特别说明：虽然有以上两个表的睡眠量作为参考，但是这万万不能成为家长焦虑的来源，因为婴幼儿的睡眠时长是有个体差异的。孩子的睡眠量还需要结合上面谈到的精神状态来综合判断。

婴幼儿常见睡眠问题

对各位妈妈来说，婴幼儿的睡眠问题并不陌生。到妈妈群里一聊天就会发现，大家的宝宝都存在类似的问题，你的宝宝并不特别。我常开玩笑说，压在妈妈头上的婴幼儿睡眠问题的三座大山是：夜醒频繁、白天小睡短、入睡困难。经常有妈妈找我给她的宝宝的睡眠情况做一个判断，到底是睡得好还是不好。那到底夜间醒多少次才算夜醒频繁，白天睡多久才不算短呢？

1. 夜醒频繁

夜醒频繁指的是宝宝在夜间多次醒来，并且需要借助家长的帮助才能睡回去。比如需要家长抱哄、喂奶或者塞安抚奶嘴。

这里首先谈一些乏味的睡眠概念，我们的睡眠分为快速眼动睡眠（REM睡眠）和非快速眼动睡眠（Non-REM 睡眠）。REM 睡眠和 Non-REM 睡眠交替出现就形成了睡眠周期。快速眼动睡眠（REM 睡眠）又称为活动睡眠，我们在这个阶段会睡得比较浅。Non-REM 睡眠也称为静止睡眠，我们在这个阶段会睡得比较深。

我们的睡眠并不是连续的，而是由 REM 睡眠和 Non-REM 睡眠交替的睡眠周期组成的。在两个睡眠周期之间，我们会短暂醒来。成人会翻个身或者动一动又继续睡回去，而有些小婴儿则经常需要家长的帮助才能继续睡回去，就形成了我们常说的夜醒。

那究竟醒多少次才算频繁呢？到底多大的宝宝可以睡整夜呢？这里的睡整夜的概念是指从夜间入睡到早晨起床。

下面我给出了一个分月龄的夜醒次数比较理想的状态（见表3）。如果在这个基础上宝宝夜醒的次数稍微多一次，白天状态也还不错，妈妈本人也可以承受，那就是可以接受的。

表3　分月龄夜醒次数

月龄	夜醒次数（次）
0~2 个月	不规律
2~4 个月	2~3
4~8 个月	1~2
8~12 个月	0~1
12 个月以后	0

一般来说，在辅食添加进度合理的情况下，8个月左右的宝宝从生理上就具备了睡整夜的能力。而有的"天使宝宝"在4个月甚至刚出满月就睡整夜了。有的宝宝会保留一次5点左右的夜奶直到一岁多。

这里需要特别指出的是，大部分宝宝在夜间的睡眠状态并不踏实，不仅会滚来滚去，还会哼哼唧唧。睡大床的宝宝往往会一夜之间从床头滚到床尾，这种情况也是非常正常的，并不是真正的夜醒。发生这种情况，主要是因为婴幼儿的快速眼动睡眠（REM睡眠），也就是活动睡眠，相比成人要高很多，而婴幼儿在活动睡眠期间动作会非常多，给人以睡不踏实的表象。

2. 白天小睡短

宝宝白天小睡短也给妈妈们造成了很大的困惑。因为很多宝宝小睡只能睡30~45分钟，甚至有的宝宝小睡只能睡20分钟。

这里的白天小睡短指的是宝宝白天的每个小睡都只能睡一个睡眠周期。宝宝白天的小睡睡眠周期是30~45分钟。一般情况下，这样的宝宝在睡醒不久后就会有前面提到的缺觉表现，或者一天大部分时间都表现得比较黏人。

如果宝宝白天能有一个至少1.5小时的小睡，也就是至少两个睡眠周期，基本上就不存在小睡短的问题。

3. 入睡困难

宝宝入睡困难是最让妈妈们头疼的事情。网上经常有吐槽哄孩子睡觉难的漫画或者文章。毕竟抱着十几斤甚至二十斤的宝宝哄上半个小时都不睡的话，是不可持续的状态。

那我们怎么界定入睡困难呢？其实对于一岁以内的宝宝来说，如果宝宝基本能在20分钟以内入睡，就算还可以。如果宝宝每一觉在有睡眠信号的状态下，或者是到了入睡时间哄睡超过 20 分钟的话，我们就需要考虑一下宝宝入睡困难的原因了。

4. 睡眠不规律

宝宝睡眠不规律也是常见的一个问题。睡眠不规律指的是下面这些情况：

- 晚上入睡晚，2 个月到 2 岁的宝宝晚于 9 点入睡。
- 晚上入睡时间不固定，且变化区间超过 1 小时。
- 早晨起床时间不固定，且变化区间超过 1 小时。
- 白天小睡入睡时间不固定，且变化区间超过 1 小时。

通常来说，大部分宝宝最早 2 个月左右，最晚在 4 个月，夜间入睡的时间就基本固定了。4 个月左右的宝宝，白天的作息，晚上的入睡时间和早晨的起床时间就基本固定了。

当然宝宝的睡眠规律并不是一成不变的，随着月龄的增长会有一些变化。以上提到的这些规律能在一段时间内基本保持一致就是可以的，而不是每天都相同。

5. 早醒

大多数父母抱怨的宝宝早醒问题，其实并非真正的早醒。很多父母抱怨宝宝经常在 6 点左右醒来，其实这对于一个晚上七八点就入睡的宝宝来说，夜间已经有了 10 ~ 11 小时的睡眠，并没有什么问题。

一个健康的宝宝的内在生物钟是跟着太阳时的，是和大自然紧密相连接的。日出而作，日落而息是宝宝最健康的作息。然而，这个作息对于我们这一代习惯了熬夜刷手机的年轻父母来说是一个巨大的挑战。年轻的父母普遍希望宝宝能睡到早晨 8 点甚至 9 点、10 点，然而对于大多数宝宝来说，这并不现实。宝宝早醒其实是在提醒父母纠正不健康的生活习惯。

如果宝宝在 6 点之前醒来，精神也很好，夜间整体至少有 10 个小时的睡眠，且起床和早晨小睡的间隔时间也不短的话，就是正常的，而非早醒。

如果宝宝在 6 点之前起床，玩不到 1 个小时就开始哭闹要睡觉。也就是说，起床和第一次小睡的间隔时间短于 1 小时，那就是真正意义上的早醒了。

为何你的宝宝睡得不好

很多家长找到我，经常开始就问：宝宝睡不好怎么办？"怎么办""怎么调整"大概是我碰到的频率最高的一类词。大部分家长碰上孩子睡眠有问题时都很抓狂，第一个想法是尽快解决。然而，我们太急迫了，往往忽略了解决问题的关键：分析问题的原因所在。为什么宝宝睡不好？是天生的，还是和后天的环境和养育方式有关？

宝宝睡不好是天生的吗

"睡渣"是一个流行词，经常有来找我咨询的妈妈自称为"睡渣妈妈"。这个词背后的潜台词应该是：睡不好是孩子天生的！很多书上也会提到一个词——"高需求宝宝"，高需求宝宝的一个重要特征就是睡眠不好。家长对待孩子睡眠问题的普遍态度也是：我家宝宝天生就睡不好，可能随妈妈或者爸爸。

真的是这样吗？我们能把原因归咎于天生吗？我先给出答案：4个月以内的"睡渣"有可能是天生的，4个月以后的"睡渣"一定不是天生的。

1. 天生 "睡渣" 是怎么产生的

生理问题是造成 4 个月以内的宝宝天生就睡得 "渣" 的主要原因。

（1） 严重的胃食管反流

胃食管反流就是我们常说的吐奶。小婴儿的胃多呈水平状态，胃的底部也尚未发育健全，胃容量相对比较小，而且贲门肌比较松弛，所以奶容易从胃里沿着食管反流到口腔。部分酸性的胃液会随着奶一起反流，灼烧食管，使宝宝感到不舒服，导致宝宝很容易醒来。当然并不是所有宝宝的睡眠都会受到胃食管反流的影响。

胃食管反流分为生理性的和病理性的。生理性胃食管反流往往就是吐奶，而没有其他症状，大部分会在 4 个月左右好转。如果宝宝有严重吐奶、频繁打嗝、剧烈咳嗽等症状，呼吸也有问题，严重影响到睡眠，就需要尽快就医，看是否是病理性胃食管反流。

生理性胃食管反流如果影响了宝宝睡眠，可以在吃奶时勤拍嗝，每次喂奶后竖抱宝宝 20 分钟。

（2） 肠胀气

肠胀气，顾名思义，就是宝宝肚子里面有胀气，导致宝宝感到不舒服，也可以简单理解为排气不畅。肠胀气在 4 个月以内的宝宝中是很普遍的，大约 70% 的宝宝有这样的问题，无论喂的是母乳还是奶粉。肠胀气的根本原因是小婴儿的肠道没有发育成熟，肠道靠着肠神经系统来控制消化食物和排出气体，没有发育完善的肠神经系统不能很好地控制肠道排出气体，导致气体滞留在肠道里面排不出去。大部分宝宝的胀气会在 4 个月左右自动好转。

肠胀气的宝宝通常有以下一些症状：

- 小肚子胀胀的。

- 经常放屁，而且屁的声音比较大。

- 在放屁前，脸会涨得通红，有时候还会哭闹。

- 腿会向胸部蜷起来，背部呈弓形，并伴有哭闹。

- 睡觉时扭来扭去，有时会发出声音。

- 表情有时候像在微笑。

这里要强调一下，肠胀气的宝宝在夜间睡眠时会扭来扭去，发出各种奇怪的声音，但是有这些症状也不一定就是肠胀气。因为小婴儿浅睡眠时间本身就多，浅睡眠的时候也会扭来扭去，发出奇怪的声音。

下面这些情况会加剧肠胀气：

- 在吃奶过程中吞下了大量的空气。

- 有肠胀气的宝宝通常哭闹比较厉害，哭闹中吞下大量空气，尤其是在吃奶前哭闹，会加剧肠胀气。

- 喂奶过于频繁，导致乳糖摄入过量。母乳分为前奶和后奶，前奶的主要成分是水，并含有大量的乳糖，后奶含有丰富的脂肪。如果前奶摄入过多，后奶摄入不足的话，就会导致乳糖摄入过量，造成肠胀气。

- 哺乳期妈妈摄入容易产生气体的食物，比如豆类、洋葱、萝卜等。

肠胀气在夜间会比白天严重，原因可能是宝宝晚上吃了奶又没有活动。因此肠胀气会严重影响宝宝夜间的睡眠。准确地说，肠胀气主要影响的是宝宝后半夜的睡眠，通常发生在 3~5 点之间。小月龄宝宝通常在 3 点已经至少吃过 2 次奶了，正是这 2 次夜奶加上睡前奶引起了肠胀气。

经常有妈妈告诉我，大约 2~3 点喂完奶后，宝宝就开始一小时一醒甚至半小时一醒，严重的干脆不睡。我家老二在我月子里时很夸张地有几次干脆 3~5 点压根不睡；我出了月子的一段时间，她也会在 3 点喂奶之后每个小时一醒，直到早晨7点。

夜奶是引起肠胀气的主要原因，所以缓解肠胀气最忌讳的就是在夜间频繁喂奶。如果宝宝因为肠胀气而不是饥饿醒来哭闹，妈妈又继续喂奶的话，就会加剧肠胀气。因为频繁喂奶，宝宝吃到的只是前奶，导致乳糖摄入过量，加剧肠胀气。因此，减少肠胀气导致的后半夜频繁醒来，最好的办法是夜间减少喂奶，或者定时喂奶，切忌一哭就喂。可以采取其他方式来安抚。

肠胀气的缓解方法

缓解肠胀气最有效办法就是：熬！大部分宝宝的肠胀气会在4个月左右得到缓解，最晚6个月左右也基本好了。下面谈一些缓解方法。

喂奶需要注意以下事项：

- 可以用防胀气奶瓶和奶嘴。
- 避免宝宝吃奶前哭闹。
- 如果宝宝肠胀气，哺乳期妈妈检查一下自己是否摄入了一些容易产生气体的食物。比如，豆类、萝卜、洋葱、土豆、红薯、南瓜、十字花科蔬菜（如西兰花、卷心菜、甘蓝等）、乳制品、过咸的食物、巧克力等。如果不摄入这些食物会缓解宝宝肠胀气的话，应避免摄入。
- 喂奶时一定要吃空一侧再吃另外一侧，避免过量摄入乳糖。
- 不要让宝宝把你的乳头当成安抚奶嘴，不饿的时候不要喂奶，后半夜一定不要频繁喂奶，这样只会加剧肠胀气。
- 拍嗝，吃奶中和吃奶后一定要拍嗝。吃奶后竖抱至少20分钟，将部分吃奶中吞下的空气拍出来。

物理疗法（物理疗法不要在刚吃完奶时做，吃完奶至少20分钟以上才可以做）：

- 顺时针按摩肚子。
- 蹬自行车运动。可以让宝宝躺在床上，握着宝宝的两只小脚，协助他做蹬自行车的运动。
- 宝宝瑜伽。让宝宝蜷起腿，把膝盖向上提放在宝宝肚子的位置，保持几分钟。
- 多趴着。趴着可以增加腹部压力，有助于排气。

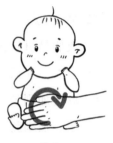

按摩

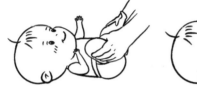

蹬自行车

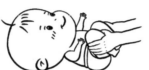

宝宝瑜伽

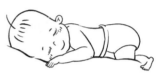

趴

安抚方法：

- 抱着宝宝或者用背巾背着宝宝。有肠胀气的宝宝喜欢被抱着，蜷缩的姿势和大人身上的体温能很好地缓解肠胀气。
- 包襁褓（下一章将介绍如何包襁褓）。如果不想整夜抱着肠胀气的宝宝睡觉，可以给宝宝包上襁褓或者使用襁褓式睡袋。襁褓可以让宝宝有被怀抱的感觉。
- 安抚奶嘴。频繁喂奶和哭闹都是导致肠胀气的原因。安抚奶嘴可以替代喂奶来安抚哭闹的宝宝，减少不必要的喂奶，从而减少乳糖的摄入，缓解肠胀气。
- 飞机抱。原理也是增加了腹部压力。

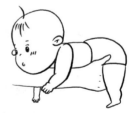

飞机抱

（3）黄昏闹

黄昏闹的定义及其症状

黄昏闹，英文 Colic，还有一个英文名叫 Purple Crying，可以翻译成"紫色哭泣"。指的是宝宝无原因地连续哭闹 3 个小时以上，每周至少哭 3 次。研究表明，大约 26% 的宝宝会有黄昏闹。

黄昏闹主要有下面这些症状：

- 宝宝的哭闹始于两周大（按照预产期来计算），随月龄增加，会在 6 ~ 8 周左右达到高峰，大部分消失于 8 周左右，有的可持续至 4 个月。
- 哭闹时间长。一次连续哭闹 3 个小时以上，有时最长一天哭 5 个小时，每周至少哭 3 次。
- 哭闹毫无征兆。
- 非常难哄。
- 宝宝的脸痛苦得像生病一样，发出刺耳的尖叫。
- 多发生在傍晚和前半夜。

黄昏闹是病吗

黄昏闹出现时虽然宝宝闹得很厉害，但并不是一种病。由它另外一个英文名 "Purple Crying" 可以看出来，黄昏闹其实是一种哭泣。目前医学界公认的说法是，黄昏闹是婴儿发展的一个阶段。

黄昏闹的宝宝是因为疼痛哭吗？现代一些研究表明，黄昏闹的婴儿在哭的时候皮质醇的水平并没有比正常婴儿高。皮质醇是衡量疼痛的一个重要指标。所以黄昏闹的婴儿是没有感觉到疼痛的。

黄昏闹的宝宝只要是很健康的，增重也正常，父母无须担心太多。

黄昏闹和肠胀气的区别

黄昏闹和肠胀气的一个共同特征是基本都会在 4 个月左右消失。有些书籍会将黄昏闹和肠胀气统称为"肠绞痛"，认为胃肠没有发育成熟是造成黄昏闹的主要原因之一。我倾向于将黄昏闹和肠胀气分开，主要原因如下：

- 黄昏闹和肠胀气不同，黄昏闹的英文是 Colic，而肠胀气是 Gassy。

- 肠胀气是婴儿的消化系统没有发育成熟造成的，而黄昏闹则如谜一样，成因到现在都没有一个统一的说法。
- 肠胀气的症状主要体现在消化系统上，如放屁等，而黄昏闹的症状主要是长时间不明原因哭闹。

黄昏闹的原因

黄昏闹的原因至今仍然是个谜。目前有几个比较流行的说法：

- 婴儿的神经系统发育不成熟，哭闹是他们释放压力的一种方式。当宝宝从黑暗而狭小的子宫来到这个五彩缤纷的世界之后，感觉到很晕。而他们尚未发育成熟的神经系统并不具备处理这么多信息的能力，于是选择了傍晚哭闹来释放一天的压力。
- 美国儿科医生哈韦·卡普博士的第四季理论，即本来宝宝应该在子宫里待够12个月，却不得不因为要避免头部过大而造成难产，提前被"驱逐"出子宫。宝宝的哭闹是对环境不适应造成的。气质比较平和的宝宝很容易适应环境并很快有了自我安抚能力，而黄昏闹的宝宝则很难进行自我安抚。
- 《婴幼儿睡眠圣经》作者马克·维斯布朗博士在他的一项研究里认为，这和前3个月的宝宝昼夜节律系统没有完善，褪黑激素分泌机制没有建立起来有关系。接近傍晚时，本该接管睡眠的昼夜节律系统缺位，就会造成宝宝很疲倦但是无法入睡，进而哭闹的现象。

黄昏闹如何影响睡眠

黄昏闹多发生在傍晚和黄昏，正是大部分宝宝入睡的时间，所以黄昏闹的宝宝在晚上是非常难入睡的。对于有一个黄昏闹宝宝的家庭来说，这是一个足以让人崩溃的场面——抱哄，喂奶，抱着晃……都不能让宝宝平静下来，也不能让宝宝入睡。

我曾经见过一个黄昏闹的宝宝，从下午 5 点开始哭泣，断断续续哭到晚上 10 点左右才能平静下来。这对于憧憬着一家三口的美好夜晚的家庭来说是多大的挑战和压力。

黄昏闹的安抚方法

对于黄昏闹来说，确实有一些安抚方式会起到作用。但是总体说来，缓解黄昏闹最有效方式就是"熬"，熬过了 4 个月就好了。

针对黄昏闹，美国儿科医生哈韦·卡普博士发明了 5S 安抚法。这个方法主要是通过模拟子宫的环境让宝宝有回到子宫的感觉，从而激活宝宝的"镇静反射"。因为宝宝在子宫里是处于镇静模式的。如果胎儿在腹中"大闹天宫"的话，你可以想象结果有多可怕。

- 包裹褓：婴儿在子宫里是被紧紧包裹的，包裹褓就是还原了这个状态。
- 侧躺/趴卧法：让婴儿侧身躺，或者趴着。这个方法需要在父母的看护下操作，因为趴卧容易使婴儿窒息，而侧躺则很容易变成趴卧位。
- 嘘声法或者白噪音：胎儿在子宫里听到的声音是类似白噪音的声音，非常吵，大概有 80~90 分贝。嘘声法和白噪音是通过模拟子宫里面的声音，让宝宝找到重回子宫的感觉。嘘声法是凑到宝宝的耳边大概 5~10 厘米的位置，发出嘘声，嘘声一定要盖过宝宝哭泣的声音。手机应用市场上现在也有专门的嘘声 APP。白噪音指的是吸尘器以及吹风机等发出的声音、流水声、海浪声等这类单调的声音。我会在第四章详细解析白噪音。
- 摇摆法：胎儿在子宫里基本上是处于不断摇晃状态的。我们可以抱着宝宝轻轻摇晃。
- 吮吸法：给宝宝喂奶或者给宝宝吃安抚奶嘴。

（4）大便多

大便多也是造成 4 个月以内宝宝睡得差，睡眠不连续的主要原因。很多时候，宝宝白天或者晚上睡得很香，往往被排便打断了睡眠；或者是，宝宝入睡很困难，然后发现是排便了，清理干净后又错过了最佳睡眠时机，导致过度疲劳更难入睡。

这种情况往往也会在 4 个月左右好转，宝宝排便次数会减少，有的宝宝甚至在 4 个月左右出现"攒肚"现象，也就是几天都不排便。

2. 生理问题造成的天生"睡渣"会变好吗

有时，过了 4 个月，随着生理问题的好转，很多天生"睡渣"宝宝的睡眠问题并没有随之好转。主要原因就是在生理原因导致睡眠问题频发的初期，家长的过度干预反而强化了宝宝的睡眠问题，从而将天生的"睡渣"变成了后天的"睡渣"。

例如：在宝宝胃食管反流、夜间频繁哭闹的时候给奶，抱着走来走去，而造成了宝宝习惯性的夜奶/夜醒。父母抱着黄昏闹的宝宝深蹲来哄睡，在黄昏闹好转后，依然哄睡困难。

大月龄宝宝后半夜频繁夜奶/夜醒，和小月龄时的肠胀气有一定关系。小月龄时宝宝肠胀气在后半夜频繁醒来，为了安抚宝宝，妈妈就用了喂奶、抱摇等方法来缓解。过了 4 个月后，虽然宝宝肠胀气好转了，但是习惯却养成了，醒来后就需要大人哄睡。

3. 高需求宝宝还是高敏感宝宝（豌豆公主宝宝）

从我的经验看来，大部分的"高需求宝宝"并不是真正的高需求宝宝，往往是由于家长在育儿早期并不懂得宝宝的真实需求，无法真正满足宝宝，而被误解为"高需求宝宝"。这部分宝宝，在得到正确的满足和引导后，是完全可以成为"天使宝宝"的。

然而，的确有一部分宝宝是非常敏感的，我常常把这类宝宝称为"豌豆公主宝宝"。大家还记得童话里的豌豆公主吗？一个王国为了检验来访的公主的真假，把一粒硬豌豆放在公主的床板上，上面铺了很多床棉被。整夜下来，豌豆公主说感觉到床上有硬物，非常难受而无法入睡。这里我要谈到的宝宝，和豌豆公主有非常类似的地方，就是对周围的环境非常敏感。

豌豆公主宝宝的重要特征就是，对外界环境敏感，屏蔽外界环境刺激的能力差。宝宝在入睡前，往往需要屏蔽掉周围环境的刺激，把精力集中在自己身上。豌豆公主宝宝，很难屏蔽这些刺激，往往入睡困难，特别是白天，因为白天周围环境的刺激比较多。

这些宝宝睡着之后非常容易在环境改变时醒来。这就是为什么有的宝宝特别容易"落地醒"，因为一落地，睡眠环境就发生了变化。

豌豆公主宝宝，也非常容易被一点小声音吵醒，因为他们的听力很敏感，在睡眠中无法屏蔽掉这些噪音。网上总有建议说，宝宝容易被声音吵醒是因为宝宝被过度保护了，应该让宝宝习惯在生活噪音中入睡。这种建议并不合适，一方面，很多时候宝宝容易被吵醒是因为他们很敏感，而不是需要习惯；另一方面，我们成人在白天午睡时也会寻找安静的地方，也可能会被吵醒，那我们为何要求宝宝要习惯在生活噪音中入睡呢？

温度的不适对豌豆公主宝宝也是一个很强的刺激因素，而那种天使宝宝就没有这个困扰。我家老二属于豌豆公主宝宝，一旦卧室的温度和她的穿着稍微不匹配，她就会醒来。而老大则属于天使宝宝，她小时候，即使家里温度过高，睡得一头汗，弄湿了床单，依然能保持不醒的状态。

豌豆公主宝宝即使在稳定的睡眠环境中睡得很好，一旦来到了不合适的睡眠环境，就会原形毕露。我家老二午睡都能睡超过 2 小时，然而一旦被带到了嘈杂的户外进行午睡，那她午睡就只能睡半个小时。

对待豌豆公主宝宝，最重要的是：营造一个良好的睡眠环境，并且在睡眠过程中，保持睡眠环境的恒定。第三章会详细讲解如何营造一个良好的睡眠环境。

影响宝宝睡眠的短期因素

究竟都有哪些因素会影响宝宝的睡眠呢？我倾向于把这些因素分为短期因素和长期因素。

短期影响宝宝睡眠的因素分为内因和外因，内因主要指的是宝宝内在生长发育方面的因素，外因指的是外界环境变化等因素。

1. 生长发育（内因）

宝宝前两年的发育变化是非常神速的，从襁褓里一动不动的小宝宝到能到处乱跑的小淘气，从只会哭哭哭到滔滔不绝地表达自己，从只吃奶到和成人吃一样的食物……这个变化的过程中，惊跳反射、大运动发展、出牙、分离焦虑等都会给宝宝的睡眠造成一定程度的影响。然而，值得庆幸的是，这些因素并不会影响所有的宝宝，而且，这些因素造成的影响全部是短期的。

（1）惊跳反射

惊跳反射又称作莫罗反射，有的地方也叫拥抱反射。指的是宝宝睡眠中突然双臂举起呈拥抱状态。

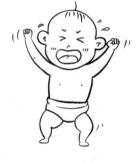

惊跳反射一般会在以下几个场景中发生：

- 宝宝睡眠时，周围有突如其来的声音。很多宝宝会因为被吵而惊跳醒来，大哭大闹。所以惊跳反射有的地方也会称为"惊吓反射"。

- 宝宝睡眠时，如果你触碰宝宝，可能会导致宝宝有惊跳反射。也有的妈妈据此认为宝宝胆子小，没有安全感。其实这只是宝宝原始反射的一种，和胆子大小，安全感没有任何关系。

● 抱着宝宝入睡后，俯身把宝宝放下时，宝宝会发生惊跳反射。很多宝宝抱哄后放不下的原因就在这里。豌豆公主宝宝尤其如此。

宝宝为何会有惊跳反射

从上面的场景可以看出，惊跳反射多发生在外界有强烈刺激时。比如把宝宝放下时，宝宝感觉到了身体位置的变化，还有就是巨响的刺激。所以惊跳反射是宝宝应对刺激，向妈妈寻求帮助的一种原始本能。

惊跳反射其实是人类的一项求生本能。我们的祖先猿类是生活在丛林中的，刚生下来的猿宝宝会在猿妈妈的怀抱中在丛林中荡来荡去，当猿妈妈在丛林中上下翻腾时，惊跳反射有助于帮助猿宝宝不从妈妈身上跌落下来。

惊跳反射何时消失

惊跳反射一般多见于 4 个月以内的宝宝，也有的宝宝惊跳反射会持续到 6 个月左右才消失。一般来说，如果宝宝翻身熟练了，惊跳反射就会彻底消失。

也有的宝宝惊跳反射消失了，然后在会翻身之前又开始频繁出现惊跳反射。这种消失了又出现的惊跳反射最容易引起妈妈们的担忧，总担心宝宝身体有问题。但这其实是非常常见的，一般在翻身熟练后就会彻底消失。

惊跳反射对睡眠的影响

惊跳反射对小月龄宝宝的睡眠影响非常大。小月龄宝宝睡不踏实，多半是受惊跳反射的影响。如果惊跳反射不算大，很多宝宝不会醒，或者醒来很快就睡过去了。这种比较小的惊跳反射一般多发生在刚入睡的浅睡眠期。声音刺激和放下宝宝时，通常惊跳反射比较大，会弄醒宝宝。很多宝宝惊跳反射被弄醒后会非常愤怒，大哭大闹。

如何缓解惊跳反射对睡眠的影响

惊跳反射是可以缓解的。拥抱是抑制惊跳反射的一个重要手段。这就是 4 个月以内的宝宝睡不踏实，而抱睡就比较踏实的原因。

然而，抱睡虽然暂时抑制了惊跳反射的发生，但会让惊跳反射消失的时间变得更久。很多抱睡的宝宝，到五六个月还很难放下。本来妈妈认为宝宝的惊跳反射消失了（其实是因为抱睡抑制了惊跳反射），放下之后，惊跳反射反而更严重了。一些比较早就躺在床上睡的宝宝，相反惊跳反射消失得反而更早一些。

几个最重要的抑制惊跳反射的方法就是：包襁褓，使用襁褓睡袋或者投降睡袋。第三章会详细讲解如何使用襁褓。

（2）大运动

大运动对宝宝睡眠的影响非常普遍。我经常在妈妈群里看到大家抱怨：宝宝最近半夜总是翻身醒来，宝宝半夜不停地醒来站起来。

大运动影响睡眠的一个核心原因是：在发展大运动的过程中，宝宝在学习控制自己的身体；而在睡眠状态，往往由于控制不好自己的身体而醒来。

翻身

最早大约在 3 个月时，宝宝学会从仰卧翻到俯卧，而大部分宝宝则是在四五个月时学会。在这之后大约 2～4 周的时间，宝宝学会从俯卧翻到仰卧。这样，宝宝就学会了 360 度翻身，然后开始了翻滚，为爬行做准备。翻身对睡眠的影响让很多妈妈谈虎色变，的确，翻身会导致入睡困难和频繁夜醒。

◎ 入睡困难

入睡时，宝宝从仰卧翻到俯卧之后，还不能从俯卧翻到仰卧，他还没有习惯趴着入睡，于是就会哭闹。还有的宝宝从仰卧翻到俯卧的过程中，由于还不太熟练，侧过身子后怎么都翻不过去，也会哭闹。往往把宝宝翻回仰卧姿势后，宝宝或者更生气了，或者干脆又继续翻成俯卧姿势。这样就会在无形中拉长入睡时间，给父母造成很大的压力。

◎ 半夜翻身醒来

一个常见的场景就是，宝宝半夜突然从仰卧翻到俯卧姿势，把自己惊醒了，又不能从俯卧翻回仰卧，于是开始哭闹，需要你的解救。然后可能整夜隔一会你就要去解救他一次。

还有的宝宝在翻身期开始从原来的仰睡变成侧睡，半夜睡着睡着从侧睡变成平躺，然后就惊醒了自己，开始哭闹。

然而，并非像大家想象的那样，翻身会影响睡眠让宝宝睡不好。这里我要告诉大家，翻身其实对睡眠也有促进作用。

很多宝宝在翻身期学会了趴睡：有的宝宝在学会从仰卧翻到俯卧后就开始趴睡了，有的宝宝则在学会了360度翻身后才会趴睡。趴睡是宝宝睡眠改善的催化剂。

趴睡能给宝宝安全感，让宝宝睡得更香更长。仰睡时，很多4个月以内的宝宝有惊跳反射，或者手脚乱动导致醒来。而趴睡会抑制惊跳反射和手脚乱动，宝宝自然会睡得踏实一些。很多宝宝在趴睡后小睡时间变长，夜醒次数也减少了。

对于自主入睡的孩子来说，会360度翻身后，他们会通过翻滚来寻找一个最舒服，最能让自己平静下来的姿势来入睡。

趴睡的安全性问题

很多家长会担心趴睡是否安全的问题。美国儿科学会（AAP）在2016年针对趴睡有个说明：1岁以下的婴儿，父母在放下他们时要以仰卧的姿势放下。而当婴儿会从仰卧翻成俯卧，且从俯卧翻成仰卧时，婴儿可以被允许睡成什么姿势就是什么姿势。马克·维斯布朗博士在其著作《婴幼儿睡眠圣经》中也提到过：应当让孩子自己睡，孩子睡成什么姿势就是什么姿势。

但是这里有一个大前提，就是：我们家长要确保宝宝的睡眠环境是安全的，本书第三章将探讨什么是安全的睡眠环境。

◎ 如何缓解翻身对睡眠的影响

白天多翻身。宝宝在学习了一项新技能之后，会兴奋得不分昼夜地练习。如果我们给他足够的机会让他在白天练习，晚上就会相应地减少练习。

帮助宝宝找到他最舒服的姿势。如果宝宝翻到俯卧位不习惯而哭闹，我们只需要帮他翻成仰卧位。如果宝宝翻到侧卧位，既翻不过去也翻不回来而哭闹的话，我们也需要帮他翻回他平常熟悉的入睡姿势。如果我们发现即使帮他翻成仰卧姿势，他依然迷恋翻身趴下时，那可以给他5~10分钟的时间，看看他是否要趴着入睡。

我们家长要淡定且有耐心。翻身只是宝宝成长过程中的一个阶段，对睡眠的影响是短暂的。随着宝宝对翻身这项技能的掌握，他将熟练地控制自己的身体，解锁各种睡姿，而翻身对睡眠的影响就彻底结束了。

爬

有的宝宝会在六七个月甚至更早开始爬，有的宝宝则在10~11个月才开始爬。爬行主要会造成入睡时间比较长。

会爬的宝宝会在睡前满床爬。最后爬累了，他会找到一个舒服的姿势，停下来入睡。但是这个过程有时甚至会持续一个小时，耗尽妈妈的耐心。不会自主入睡的宝宝会在爬完之后哭闹，等妈妈哄他入睡。

我自己的一个观察是，睡小床且没有人陪伴的自主入睡的宝宝，睡眠并不受爬行的影响；而睡大床的宝宝，爬会导致入睡困难。这是因为大床空间比较大，宝宝把这个空间当成了游乐场。而宝宝在成人的陪伴下自主入睡，也会导致入睡时间长，原因是会爬的宝宝很喜欢和大人互动，宝宝把睡前爬当成了表演的机会，展示新技能给妈妈看。

如何缓解爬行对睡眠的影响呢？白天多爬。这个和翻身是一样的，如果我们给他足够的机会让他在白天练习，晚上就会相应地减少练习。

扶站

睡小床的宝宝在爬得比较熟练之后会抓着小床栏杆站起来。这时候麻烦又来了。宝宝会变得很难入睡，且频繁夜醒。

很多宝宝睡前不停地拉着小床栏杆站起来不肯躺下。如果强行让他躺下的话，有的宝宝会号啕大哭。直到站累了，宝宝才哭闹要睡觉。

半夜宝宝会爬着爬着站起来。这看起来很吓人，因为我们成人只有在梦游时才会出现这种情况，但是对宝宝来说却是很正常的情况。

◎ 如何度过这段时间

我们最需要的是耐心等待，等宝宝自己躺下去。如果他自己确实无法躺下而召唤我们，我们才需要帮助他躺下去。但是这个仅限于前两天宝宝自己躺下去不熟练的情况，一旦宝宝学会了自己躺下去，我们就需要完全放手了。

白天时可以多给机会让宝宝练习从站立到坐下，从坐下到趴下的过程。这个阶段的宝宝不会像我们成人一样，可以直接从坐下到躺下，而是从坐下到趴下，可能会趴着睡，也可能会自己翻身调整成平躺入睡。

小结　　　大部分大运动引起的睡眠问题会在宝宝熟练掌握这个运动时彻底消失。如果宝宝作息混乱，不会自主入睡，那么大运动会让他的睡眠问题雪上加霜。

（3）　出牙

大部分宝宝会在 6 个月左右长出第一颗牙，也有宝宝 3 个月就开始出牙，更有极少数宝宝到 1 岁还没有长出牙齿。一般来说，第一次出牙都是先出两颗门牙，有可能是上牙，有可能是下牙。有的孩子是两颗一起出，有的孩子是一颗一颗出。

出牙容易导致宝宝频繁夜醒、早醒、白天小睡短，甚至入睡困难。然而，并不是所有宝宝的睡眠都受出牙影响。出牙对部分宝宝的睡眠有非常大的影响，但是对部分宝宝的影响却不是很大。这取决于宝宝对疼痛的耐受程度。

根据我的观察发现，一般自主入睡且夜醒很少的宝宝，出牙对他的影响并不大；而出牙对于需要抱睡、奶睡的宝宝来说，影响是非常大的。这是因为自主入睡的宝宝普遍睡眠质量好，连续睡眠能力强，超过了出牙对睡眠的影响。

出牙对宝宝睡眠的影响时间和出牙速度有关系，一般是 2 ~ 4 天，最长不会超过一个星期。最受影响的是从有出牙症状到牙尖露出之前这段时间。一般来说，如果宝宝的牙是两颗一起出，受影响的时间会短，但如果是一颗一颗出，受影响的时间相对来说会长一些。

如果我们观察到下面这些症状，宝宝可能是出牙了。

- 流口水：流口水是出牙的症状之一，但是流口水不一定是出牙。有的宝宝从 3 个多月开始就流口水，流到 6 个多月才出牙。我家两个孩子都是这样。
- 牙龈红肿：有时还有肉眼可见的小白点。妈妈们可以洗干净手摸一下，可以摸到牙龈变硬。还有的宝宝会牙龈轻微出血。
- 咬东西：玩具、牙胶、妈妈的手、自己的手，甚至妈妈的乳头都是宝宝爱咬的东西。
- 胃口不好：出牙时有的宝宝会不好好吃饭，或者不好好喝奶。
- 抓耳挠腮：出牙时有的宝宝会抓耳挠腮，但是这个症状并不是每个宝宝都有。

虽然宝宝出牙可能会引起各种睡眠问题，但是宝宝有睡眠问题未必是出牙引起的，我们要结合宝宝的出牙症状来判断。一般来说，宝宝的牙尖冒出后，这些睡眠问题就会消失。

出牙对睡眠的影响并没有根本的解决方案，因为这是宝宝必须经历的生长之痛。但是下述方法是可以起到缓解作用。

- 睡前啃牙胶：每次睡前可以给宝宝一个牙胶来啃一会，也作为临时的睡眠程序。
- 睡前按摩牙龈：可以洗干净手，轻轻按摩宝宝的牙床。用一块干净的纱布蘸清水套在手上按摩也可以。当然，做按摩时要小心宝宝咬你的手。

（4）分离焦虑

在谈及这个话题之前，我先要特别强调一点：分离焦虑是宝宝情感发育的一个重要里程碑，也是智商发展的高峰。也就是说，分离焦虑是宝宝的一个发育过程，是正常的。之所以强调这一点，是因为我发现：分离焦虑经常被误认为是缺乏安全感导致的。

分离焦虑发生在 8 个月左右，顶峰会在 1 ~ 1.5 岁半之间。这时我们可能会发现本来很快乐而满足的宝宝变得黏人，我们一离开他的视线他就开始哭。甚至，有的宝宝喜欢"挂"在妈妈身上不下来。还有的宝宝会不停地要求吃奶，见到妈妈就要吃奶。我依然记得我家老二在 1 岁多时整天"挂"在我和阿姨身上不下来，而老大则见到我就笑嘻嘻地求吃奶。

为什么宝宝会产生分离焦虑呢？这是因为这个阶段的宝宝智商发育了，理解了"客体永久性"的概念。举个例子来说，5 个月的宝宝，如果一个玩具从他的视线中消失，那他会认为这个玩具永久消失了。然而一个 8 个月的宝宝，如果玩具离开了他的视线，他会试图去寻找。他意识到即使这个玩具他看不见了，也依然存在。这个就是"客体永久性"概念。当我们离开房间时，宝宝意识到我们仍然存在，但是他的时间感很差，他会担心我们不回来，所以开始哭闹。

而分离焦虑也往往和大运动的发育是同步的，8 个月的宝宝会爬会站了，1 岁以后的宝宝会走路了。所以也有一种理论认为：宝宝成长了，学会了一种能力之后要回到妈妈或其他看护者的怀里获取能量，为下一个阶段的成长和学习做准备。如此说来，分离焦虑就是宝宝长大的标志。

分离焦虑对睡眠的影响

分离焦虑对于睡眠的影响普遍被高估了。大多数妈妈误以为的分离焦虑对睡眠的影响往往是其他因素造成的，比如出牙、大运动，甚至是睡眠环境。而有些妈妈把分离焦虑误认为是缺乏安全感的表现，导致自己变得焦虑，从而并不能真正甄别出宝宝睡眠问题的原因。同时，这种焦虑情绪又会被宝宝感知到，影响宝宝本身的情绪。

但是不可否认的是，分离焦虑还是会对睡眠有一定的影响。原因很简单，入睡也是一种分离。闭上眼睛，就见不到妈妈了。分离焦虑引起的最常见的睡眠问题就是频繁夜醒。宝宝半夜醒来只是为了确认妈妈在身边。有分离焦虑问题的宝宝可能会在夜间或者白天睡前大哭，难以入睡，因为他们担心只要自己一闭上眼睛，妈妈就不见了。

根据我的观察，通常在无人陪伴下自主入睡的宝宝，分离焦虑不太会影响他们的睡眠。这是因为他们已经习惯了入睡就是无人陪伴，所以也无所谓分离与否。

如何缓解分离焦虑

◎ 引入安抚物

如果宝宝还没有安抚物，可以在这个阶段正式引入安抚物。可以是一条安抚巾，一个毛绒玩具，一件妈妈的睡衣等柔软的东西。在宝宝看来，形状无关紧要，最关键的是质感和气味。有的宝宝会自己选择安抚物。

安抚物在心理学上被称为"过渡性客体"，是宝宝从依赖妈妈到独立的过渡性物品。从某种意义上来说，安抚物在一定程度上取代了妈妈。所以，安抚物能帮助宝宝应对夜间的孤独，当妈妈不在身边时会让他感到安心。

◎ 玩躲猫猫游戏

我们可以通过游戏的方式来让宝宝了解到，妈妈即使离开了，也是会回来的。我们可以做一些出现和消失的游戏，比如躲猫猫，用一块布或者一本书遮住自己的脸，然后取走布或书，让宝宝看到自己的脸。也可以玩藏玩具游戏，将玩具藏起来，然后再拿出来。

◎ 当你离开时告诉宝宝

分离焦虑一个常见的现象就是，宝宝会在早晨妈妈出门去上班时大哭。为了不让宝宝哭闹，有些妈妈就在上班时偷偷溜出家门。这样做是不可取的，只会加重宝宝的分离焦虑。总有一个时间宝宝意识到你不见了，然后他理解不了你去哪了，为什么会离开，能否再回来。

正确的做法是：早晨出门时，告诉宝宝你去上班了，下午几点回来，尤其是要强调你会回来这件事。你也许觉得宝宝理解不了，但是很多时候你都低估了宝宝的理解能力。切记，要把这个分离过程做得简单而愉快，不要上演一场"梁祝分离"的悲情大戏，这只会加重宝宝的分离焦虑。

延伸到平时，如果你需要离开宝宝的视线到厨房或者其他房间去，用欢快的语气告诉宝宝："妈妈需要去一下厨房，但是我很快就会回来。"等回来后再用同样欢快的语气告诉宝宝："我回来啦。"在这个过程中，要守信用，说很快回来就要很快回来。这样宝宝才会对你有充分的信任。

◎ 不要过分夸张

分离焦虑只是宝宝成长过程中的一个里程碑，而且是一件好事。妈妈过分的担忧和焦虑只会加重宝宝的分离焦虑。

如果宝宝体验到分离焦虑，哭着找妈妈时，妈妈慌慌张张地冲过来安慰宝宝，神情紧张，甚至掉几滴眼泪，这反而会加强宝宝的恐惧感。他会认为和妈妈分离是一件非常不好的事情。在处理宝宝的分离焦虑中，妈妈的自信、坚定和愉悦能给宝宝极大的信心。

分离焦虑期间如何处理睡眠问题

◎ 睡前程序

对于入睡困难的宝宝来说，一个温馨的睡眠程序是非常有必要的，可以适当提前 5～10 分钟，让他平静下来。我会在第四章详谈如何做一个温馨有爱的睡眠程序。

有的宝宝睡前大哭，妈妈会采取带他离开卧室去玩一会或者重复睡眠程序的办法。这种处理方法我是非常不建议的。这样相当于在教会宝宝，哭闹就可以拖延入睡时间，可以玩或再讲一本书。最后，你会发现宝宝过度疲劳从而哭闹得更厉害，更难入睡。

正确做法是，提前一小会进入睡眠程序。给宝宝一个温馨的睡眠程序，让他平静下来。还有一个小要点，可以在睡前向宝宝解释，他入睡之后，你在做什么。比如可以带他到你看书的沙发，告诉他等他睡了之后，你会在沙发上看书。

◎ 安抚宝宝但是不要过度安抚

宝宝夜醒时安抚他，安抚方法越简单越好。比如，只是告诉宝宝你在他身边。他只是需要证明，你在这里。半夜不停地塞奶，醒了就抱，会造成睡眠联想，导致长期的频繁夜醒。频繁塞奶是非常不可取的。

2. 外界环境（外因）

外界环境和一些因素的变化也会对宝宝的短期睡眠产生影响，比如更换主要照顾者、更换居住环境、打疫苗等。

更换主要照顾者对宝宝睡眠的影响非常常见。比如，妈妈上班后，或者是有经验的月嫂、阿姨离开后，宝宝开始睡不好。造成这些问题的主要原因是，不同的照顾者对宝宝睡眠问题的处理方式不同，导致了宝宝认知上的混乱和作息混乱。比如在妈妈上班前，宝宝主要依赖吃妈妈的奶入睡；当妈妈上班后，其他照顾者就只能依靠其他方式来哄睡，而习惯了奶睡的宝宝在更换了入睡方式后的几天会变得难以入睡。

更换居住环境对宝宝睡眠的影响时间非常有限，基本上不超过 2 天。然而，如果新换的环境比较差，比如非常吵，那对宝宝睡眠的影响则是非常大的。常见的案例就是本来宝宝在自己家睡得很好，后来由于各种原因搬去外婆家或者奶奶家住，恰好新的住处在公路或者广场旁边，这就会对宝宝睡眠造成长期的影响。

打疫苗对宝宝睡眠的影响其实也非常有限，大概不超过 2 天。而且，有些疫苗打完后宝宝还会嗜睡，也就是睡得更好一些。然而，有很多妈妈和我反映，宝宝是在打了某种疫苗后就睡得非常差了。详细了解之后我发现，都是由于家长在宝宝打疫苗后增加了抱睡和奶睡的次数，或者升级了夜醒安抚的手段，比如由以前的拍拍睡变成了抱睡，或者由抱睡变成了抱着走来走去。这样就会给宝宝养成不好的睡眠习惯，睡眠质量就会变差。

小结　　任何影响睡眠的短期因素，如果我们处理不当，随意升级安抚的方式，都会对睡眠造成长期的影响。

影响宝宝睡眠的长期因素

影响宝宝睡眠的长期因素主要是父母的养育方式。其实一个健康的宝宝天生就拥有可以睡好觉的能力。这个能力包括自主入睡，自主形成睡眠规律，随着月龄增长自主减少夜醒直至睡整夜。父母在这个过程中需要做的是不断观察，并顺应宝宝发出的各种信号做出相应的调整。

然而，可惜的是，很多新手父母虽然非常爱宝宝，但是由于缺乏睡眠知识，错误解读或者忽略了宝宝发出的各种信号，反而给宝宝的睡眠制造了很多障碍，从而使一个拥有"天使"资质的宝宝变成了"小睡渣"。

但是我恳请大家看完以下内容后千万不要有愧疚感，因为新手父母都是需要学习的，学习的过程中不可避免地会犯各种错误。本书的初衷也是为新手父母提供孩子睡眠的知识和解决方案。

1. 入睡习惯的养成——不当睡眠联想

睡眠联想指的是宝宝在入睡时会把睡觉和其他事情关联起来。比如，有的宝宝睡觉就要吃奶，在这里，吃奶这个行为就是睡眠联想；还有的宝宝喜欢抱着自己的毛绒玩具睡觉，抱着毛绒玩具这个行为也是睡眠联想。通常睡眠联想都是让宝宝平静下来的安抚方式，通过这样的方式让宝宝平静下来，把注意力放在自己身上，从而平静入睡。

宝宝的睡眠并不是连续的，而是分为一个个睡眠周期，这点和成人的睡眠是一样的。宝宝白天小睡常见的睡眠周期是 30 ~ 45 分钟，夜间的睡眠周期后半夜是 2 个小时。在两个睡眠周期之间的转换点，通常宝宝都会短暂醒来，此时，很多宝宝需要再现睡眠联想才能睡过去。比如入睡的睡眠联想是吃奶，那在半夜的睡眠周期之间的转换点，宝宝也需要再次吃奶才能入睡。

奶睡、抱睡、抱哄是安抚宝宝睡眠很常见的方法，但是这确实是带来很多睡眠问题的睡眠联想，我姑且把这些入睡方式称之为不当睡眠联想。

奶睡是指宝宝通过吮吸妈妈的乳头来入睡，睡着时往往还在吮吸。抱睡指的是抱着宝宝哄睡，宝宝在大人的怀抱里睡着，并继续在大人怀抱里睡，直到最后醒来。抱哄指的是抱着宝宝哄睡，宝宝在大人的怀抱里睡着后被放在床上。

这些不当的睡眠联想导致的问题大家并不陌生：频繁夜奶/夜醒，白天小睡要人为干预接觉。主要原因就是，宝宝需要借助抱哄或者妈妈的奶来入睡，在睡眠周期转换点依然需要借助大人的力量平静下来并入睡。而我们成人虽然也会在睡眠周期之间的转换点醒来，但是我们基本没有察觉到自己醒来。这主要是因为我们成人没有任何睡眠联想，因此在醒来之后可以很快睡过去。

睡眠联想是怎么形成的呢？通常刚出生的宝宝在睡眠这件事情上并无睡眠联想，对他们来说，困了就睡，饿了就吃，是再自然不过的事情。在 6 ~ 8 周左右时，宝宝开始有了将两件事情联系在一起的思维能力。睡眠联想就很容易在这个阶段形成，并在以后的日子里继续巩固和强化。

有部分宝宝在妈妈月子里就表现出睡眠困难的迹象，睡前哭闹不止，这有可能是生理原因，例如前面提到的肠胀气和黄昏闹，也有可能是没有及时安排睡觉，过度疲劳造成的。对新手妈妈来说，孩子的哭闹会令我们手足无措，产生内疚甚至烦躁的感觉。为了尽快止住孩子的哭声，让他入睡，就会用喂奶和抱，甚至深蹲来安抚宝宝。久而久之，宝宝的睡眠联想就开始形成并慢慢固化下来。

老一辈的育儿方式，宝宝都是抱着睡、吃奶睡的，大部分的新手父母也是在老一辈人，包括父母和月嫂的指导下开始学习养育孩子的，自然也就接受了宝宝需要抱着睡、吃奶睡的观点。

这种情况下，抱睡和奶睡的睡眠联想很容易就形成了，频繁夜醒/夜奶，白天小睡短等睡眠问题也就形成了。

2. 夜醒过度干预

我们前面谈到，我们的睡眠分为快速眼动睡眠（REM 睡眠）即活动睡眠和非快速眼动睡眠（Non - REM 睡眠）即静止睡眠。顾名思义，活动睡眠期间我们会睡得比较浅，静止睡眠期间我们会睡得比较深。

相比成人，婴儿的活动睡眠比例很高，足月刚出生的婴儿，活动睡眠比例大概有50%，而成人只有25%。孩子要到差不多青少年阶段，活动睡眠比例才会和成人趋于一致。

婴儿在活动睡眠中有个特点就是睡得轻，不仅会有各种小动作，抓脸、翻身、滚来滚去变换睡觉位置，还会发出声音，甚至哭两声，会坐会站的婴儿还可能突然坐起来或者站起来。同样的情况也会发生在睡眠周期转换点，因为此时，婴儿会有一个半清醒期。很高的活动睡眠比例加上多个睡眠周期转换点，就造成了很多婴儿半夜频繁醒来的假象。而后半夜（12点以后）活动睡眠比例很高，也造成了很多婴儿在后半夜多次醒来或者睡不踏实的假象。

讲到这里，我们发现，宝宝在整夜的睡眠中并不是很安稳的，动作和声音都颇多，甚至会看似醒来。大多数情况下，宝宝并不是要求妈妈做点什么。

新手妈妈往往由于激素的问题，睡眠变轻。其结果就是宝宝稍微动一下，妈妈就会醒来。大多数被宝宝吵醒的妈妈其实意识并不太清醒，往往会以为宝宝清醒了，第一个反应是尽快把宝宝哄睡着，就会主动去照顾宝宝，或者把宝宝抱起来哄，或者给宝宝吃奶。这样做的后果是，宝宝可能会被彻底弄醒，然后在吃奶或者抱哄的睡眠联想下重新睡过去。这种模式持续一段时间，宝宝就会在特定的时间醒来，并需要大人帮忙哄睡，夜醒频繁的问题就来了。

找我咨询的父母有时会把宝宝夜醒的视频发给我，在这些视频里，我经常会发现宝宝只是翻了个身或者哼唧了几下，妈妈就冲过去把宝宝抱起来喂奶了。如果不是我看到视频并指出这个问题的话，大部分的妈妈其实并不知道自己在夜间过度干预宝宝的睡眠了。

这里我有两个建议可以减少过度干预：

- 在宝宝睡觉的地方装一个摄像头，早晨起来时回看夜间宝宝夜醒的视频，也许你会发现宝宝并不需要你的干预。
- 在宝宝夜醒后等几分钟，观察一下，看看宝宝是否真的醒来需要你的干预。

帕梅拉·德鲁克曼在她的《法国妈妈育儿经》一书中提及，大部分的法国宝宝在3~6个月之间就可以睡整夜了，而法国妈妈从未对宝宝进行过睡眠训练，主要是法国妈妈天生就知道宝宝夜醒时，她们需要等一等，观察一下再行动。当然这个方法在宝宝 3 个月前使用会比较有效，但是一旦睡眠联想形成，这个方法就很难奏效了。

类似的情况也出现在白天小睡上。宝宝白天小睡的睡眠周期是 30 ~ 45 分钟，很多宝宝会在一个睡眠周期后醒来。很多新手父母不明就里，以为宝宝彻底醒来不要睡了，就把宝宝抱起来了。久而久之，宝宝形成了白天小睡短，很难接觉的习惯。此时的正确方法也是要先观察再来决定下一步的行动。

有些父母会认为满足婴儿的需求很重要，所以才会在婴儿发出声音的第一时间冲过去安抚。然而，婴儿在夜间的主要需求是"好好睡觉，不被打扰"。我们贸贸然冲过去安抚并没有满足他真实的需求，反而适得其反。我们每个父母都很爱孩子，但是我们首先要做的是停一停，真正地倾听孩子，理解一下到底发生了什么，才能满足孩子的需求。

真相是：**妈妈懒一点，孩子才能睡得好**。

3. 喂养不规律

目前母乳喂养普遍是建议按需喂养，还有一些比较极端的建议，让妈妈们喂奶时不要看表，看宝宝。然而，对于这个"需"的理解，让很多妈妈掉进了坑里。

"需"的第一个误区：宝宝一哭，妈妈就喂。因为很多新手妈妈对宝宝哭的理解是，他饿了，需要吃奶了。其实宝宝哭的原因有很多，并不一定是饿了。结果往往就是按需喂养变成按哭喂养。

"需"的第二个误区：宝宝叼着乳头不放，就是饿了。其实宝宝吃奶除了有营养的需求，还有吮吸的需求。把宝宝吮吸的需求和吃奶的需求混为一谈，就会导致无序喂奶。

这些对"需"的错误理解不仅让妈妈们白天喂奶很辛苦，也让宝宝白天的作息吃奶变得很混乱，进而导致了我们常说的夜奶频繁的问题。半夜宝宝一哭，妈妈就以为宝宝饿了，就会喂奶。这就会给宝宝形成睡眠联想，导致夜奶/夜醒频繁。夜奶频繁的小月龄宝宝，容易加剧肠胀气，导致夜间不舒服而更频繁醒来。很多宝宝夜间吃得过多，白天反而吃不进去奶，造成假性"厌奶"，添加辅食也很困难。

前4个月的宝宝哭闹是比较多的，如果一哭就喂奶，宝宝每次摄入并不多。每次摄入少，隔不了一会就又饿了。这种喂奶方式，导致了宝宝饥饿和消化没有形成规律。宝宝睡下去一两个小时醒来，其实妈妈是没有信心判断宝宝不饿的，然后就频繁喂夜奶。

目前普遍认为吃奶粉的宝宝比吃母乳的宝宝睡得好。国外有些研究也支持了这个结论。2003年的一项对253个新生儿的追踪研究显示：2/3的宝宝第3个月底睡了整夜觉，其中94%都是"奶粉宝宝"。近几年澳大利亚对4507个宝宝的研究证明，6个月左右的宝宝，"母乳宝宝"的夜醒比"奶粉宝宝"高大约66%。

我们通常认为奶粉更抗饿，所以吃奶粉的宝宝会睡得更长一些。当然，这是一个原因，因为奶粉中的酪蛋白更难消化一些。但是这并不是主要原因，主要原因还是"奶粉宝宝"的喂养比较规律，宝宝的饥饿和消化规律比较早形成。一旦宝宝的饥饿和消化规律形成，每顿的摄入量就会比较恒定，夜间的喂养规律也会形成，从而减少夜醒次数。

4. 过度刺激

过度刺激指的是我们给宝宝超出他感官负荷的刺激。过度刺激会造成宝宝入睡困难和频繁夜醒。

在具体谈刺激之前，先讲个小笑话。有一天晚上我上床后，我先生想和我道个晚安，结果把我吵醒了。他很惊讶我为什么能睡得那么快。其实，我只是用意识把身体放松了一下，结果不到1分钟就睡着了……我能那么快入睡的一个关键是：放松，身体和大脑神经的放松。身体是受大脑神经支配的，大脑神经放松了，身体自然就放松了。

成人的入睡是这样，宝宝的入睡亦然。想想我们会在什么时候失眠呢？

- 白天在单位发生了一些麻烦事，到晚上还没解决。
- 睡前和老公吵了一架。
- 得知亲人被麻烦事缠上了。

这一切，都可以用一个词来概括：刺激。

为何刺激会让人难以入睡呢？因为在刺激状态下，我们的大脑神经处于紧张状态，无法放松下来。大脑神经无法放松，身体自然就无法放松，也就很难入睡。那睡着之后呢？即使勉强睡着了，我们的神经依然没有完全放松下来，会做各种噩梦并惊醒。宝宝呢？则会频繁夜醒，白天还会小睡短。

目前有一个理论很流行，就是要让孩子接受足够的刺激，大脑才能发育得好。这个理论本身没问题，其实就是让家长提供适宜的环境促进孩子的自我发展。然而，这个理论造成的后果是，我们给孩子提供了过多的刺激而不是适宜的刺激。婴儿的神经系统还在发育中，能承受的刺激十分有限。家里各种花花绿绿的玩具，各种早教中心、游乐场、超市，对婴儿来说都是挺大的刺激。

现在的城市生活，尤其是北上广深等大都市，对我们来说已经是很大的刺激了。生活在这里的人们，经常能感到压力。记得我多年前第一次到香港的铜锣湾时，就被那种嘈杂震晕了，一天下来，整个头都特别疼。

我想如果把一个4个月的宝宝带进游乐场或者是商场，他的感受不亚于我第一次在香港铜锣湾的感觉。受到这样大的刺激，宝宝是很难入睡的。2个月左右的宝宝，白天会出现入睡困难，小睡短的情况，主要原因也是接受了过度刺激。因为2个月的宝宝视觉和听觉发育了，这个世界对他来说刺激就很大。

除了外界环境对宝宝的刺激，我们也人为给了宝宝很多刺激。比如宝宝睡前使劲逗他。有时家里来了亲戚朋友，宝宝就彻底沦为全家的玩具。很多时候宝宝的睡眠需求被搁置了，而不得不去逢迎亲戚朋友的"热情"。这种情况下，宝宝自然难以入睡，睡着了也容易频繁醒来。

各种声光电玩具对宝宝来说也是一种刺激。其实各种花花绿绿的玩具对宝宝来说，已经算是很大的刺激了，加上声光电，那刺激就更大了。睡前尤其要避免给宝宝玩这些声光电玩具。手机则是高级版的声光电玩具。有的家长为了不让宝宝哭闹，给宝宝养成了睡前看手机的习惯。手机不仅是刺激，产生的蓝光也会影响褪黑激素的分泌。这种习惯是一定要戒除的。

商场和超市对宝宝来说，尤其是 4 个月以内的宝宝，是极大的刺激。我尤其不建议在晚上睡前带宝宝去这些地方。记得我家老二 2 个多月时，我白天带她去了商场，她受到了刺激，回到家后，好一通哭闹，怎么哄都不行，最后我用了襁褓才哄住了她。

经常看到有些家长晚上会带宝宝出去看广场舞。大部分的广场舞会在灯光明亮的广场上进行，大喇叭放出的音乐声音也非常大。这无疑给宝宝造成了巨大的刺激，会严重影响宝宝的睡眠质量。

还有一种过度刺激，就是宝宝受到了惊吓。宝宝受到惊吓时，大脑会拉响警报，导致情绪和大脑都处于高度紧张状态，无法放松。一般受到惊吓后，大约一周左右，宝宝睡眠质量会逐渐好转。下面是一些妈妈给我的留言。

- 1 岁 5 个月的时候，宝宝半夜醒了，我让他爹进去哄，他爹打开门，张牙舞爪、又蹦又跳地就进去了，宝宝朦朦胧胧吓哭了。从那以后夜醒更频繁了，而且醒了一定要妈妈哄。
- 大概是 6 个月时，宝宝第一次看到牛，哭了一个晚上。春节回老家过年，被鞭炮声惊吓到了，整整一周睡眠质量都很差。

宝宝能承受的刺激强度是有个体差异的。一般来说，月龄越小的宝宝承受刺激的能力越差。而我们前面提到的豌豆公主宝宝，承受刺激的能力也会比别的同月龄宝宝差。

5. 睡眠安排不规律

睡眠安排不规律会导致宝宝入睡困难，频繁夜醒，甚至早醒。

这里要谈一点稍微复杂的睡眠机制。宝宝的睡眠机制由两套系统组成，睡眠压力系统和昼夜节律系统。

睡眠压力系统主要掌管白天的睡眠，可以理解为清醒时间越长，睡眠压力越大，宝宝也就越困。

昼夜节律系统掌管夜间睡眠，而褪黑激素是掌握昼夜节律系统的主要激素，是随着光线变化来进行分泌的。简单地讲就是天黑了褪黑激素就开始大量分泌，人就会昏昏欲睡；天亮后褪黑激素的分泌会降到最低水平，人就会在睡梦中醒来。

这两套系统掌管了宝宝的内在生物钟。宝宝的睡眠时间、时长如果和宝宝的内在生物钟和谐，宝宝的睡眠就是规律的。具体表现如下：

- 宝宝在白天睡眠压力达到峰值时去小睡，且睡够时间，以确保睡眠压力下降到足够的水平。
- 宝宝在天黑后开始夜间睡眠，清晨太阳升起时起床。
- 宝宝的入睡时间、睡眠时长在一定的月龄范围内基本一致。

这个和消化系统的规律有点像。比如我们每天都中午 12 点吃午饭，且早饭的摄入量基本一致，那么每天到 12 点就会饿，吃得会比较香。

如果每天在早晨 9 点左右睡眠压力会达到顶峰，每天都在这个时间安排小睡，宝宝自然会入睡比较快。但是如果今天 9 点睡，明天 10 点睡，睡眠压力系统就不恒定，自然会入睡困难。

6. 睡得太晚

睡得晚是我们这个时代的通病，这个问题从成人身上蔓延到了婴幼儿身上。我通常建议 2 个月至 2 岁的宝宝应该在晚上 6~8 点之间入睡，2~3 岁的宝宝不应该晚于晚上 9 点入睡。然而，大部分的家庭是很难做到的。我在北京居住的小区，很多 2 岁以下的宝宝会在晚上 9 点甚至 10 点入睡。

现在城市里下班时间普遍较晚，即使在宝宝 1 岁以内哺乳期的妈妈，往往下班后到家的时间也是傍晚 6 点左右，即使 7 点安排宝宝睡觉也是很紧张的事情，更何况妈妈都希望能在下班后和宝宝多玩一会。宝宝 1 岁以后妈妈下班时间就更晚，提早安排入睡就更不现实。

我们现代的家庭，晚上各种热闹，爸爸妈妈都回来了，看电视、陪玩，宝宝怎么舍得睡呢？这么多的刺激，宝宝的大脑如何放松下来呢？

大部分的家长有一个担心就是：早睡造成早醒。习惯晚睡晚起的父母不愿意让孩子早早醒来。事实恰恰相反，晚睡才容易造成宝宝过早醒来，而且，无论宝宝睡得多晚，都差不多会在同一时间醒来，晚睡往往减少了宝宝的整体睡眠时长。

睡得过晚往往造成宝宝过度疲劳，睡前哭闹，并且容易夜醒。前面提到，宝宝的睡眠也是受褪黑激素分泌主导的昼夜节律系统支配的，而晚睡则违背了这个规律，带来更多的睡眠问题。

要想让宝宝早睡，在睡前 1 小时就营造睡眠气氛很重要。关掉电子产品，把家里的灯光调成暖色，把刺激性游戏换成讲故事这类能让宝宝放松下来的事情。本书第五章详述如何通过睡眠程序来营造睡眠气氛，让宝宝放松下来。

7. 过度疲劳

很多流传下来的说法认为："宝宝困了自然就睡了。""宝宝醒的时间长一些，会比较累，容易睡。""宝宝白天不睡，夜间会睡得好。"然而，事实并非如此。

如果在宝宝该睡觉的时间我们没有及时安排宝宝睡觉，宝宝就会过度疲劳。如果宝宝白天小睡总量不够，也会过度疲劳。过度疲劳会导致入睡困难，夜醒多，早醒。

白天，宝宝的睡眠周期和清醒周期是交替的。每个清醒周期结束时，需要及时给宝宝安排睡眠。如果没能及时安排睡眠，下一个清醒周期就会开始。为了维持在一个清醒的状态，这时宝宝的身体就会大量分泌皮质醇（一种导致大脑紧张和兴奋的激素），让身体处于亢奋状态。如果宝宝白天睡得不够，皮质醇就会累积。

由于皮质醇的水平上升，宝宝会表现得非常难入睡，入睡后也会频繁醒来，表现为：夜间尤其是前半夜会频繁醒来，白天小睡一个周期就会醒来号啕大哭。

过度疲劳的宝宝往往有两种表现：

- 月龄小的宝宝（通常是1岁以前的宝宝）会哭闹不止，非常难安抚。
- 月龄大的宝宝（通常是1岁以后的宝宝）会表现得格外兴奋，似乎不想睡觉。

这两种表现常被误读为"宝宝不想睡觉""宝宝很兴奋，一丝困意都没有"。这种误解一旦产生，宝宝就会持续过度疲劳，造成很多长期的睡眠问题：入睡困难，频繁夜醒，白天小睡短，早醒。

对于宝宝的睡眠信号和睡眠规律的不了解，也会难以判断宝宝的入睡时间，从而造成宝宝过度疲劳。

4个月以内的宝宝，会在清醒周期结束时发出睡眠信号，这个睡眠信号发出后几分钟内就需要安排入睡。也许就过了10分钟，宝宝就会因过度疲劳而难以入睡。

很多宝宝到了4个月，家长突然不知道该如何安排宝宝小睡了。因为很多宝宝在这个阶段，睡眠信号突然消失了！于是很多宝宝的作息混乱了，又开始处于一种过度疲劳的状态。这其实是因为前4个月是宝宝和父母的磨合期，宝宝通过发出睡眠信号来告诉父母他需要睡觉，父母可以通过了解这些信号来安排宝宝的作息。在4个月结束时，宝宝会认为父母已经完全了解了他的睡眠规律，父母只要遵循这些睡眠规律来安排他小睡即可，因此他不再发出信号。这却"坑"了很多新手父母。我会在第五章详述如何建立作息规律。

影响宝宝睡眠的深层次原因

1. 母亲的焦虑

在我的咨询工作中经常发生的一件事情是，很多打算找我咨询的妈妈，仅仅和我初步聊了一下孩子的情况，第二天孩子就莫名其妙地睡好了。有一些找我咨询过的妈妈，孩子后期有反复的情况，于是又找我简单地咨询了一下，然后孩子反复的情况就莫名其妙消失了。

很多人也许认为我的建议很重要，但是对于那些找我咨询的妈妈，我只是聆听了孩子的情况，并追问了有关孩子情况的问题。我其实并没有给过任何建议。我一向认为，在第一次接到咨询时首先要做的是聆听，贸贸然就下结论、给建议都过于武断，除非是非常简单的情况。

有位妈妈揭开了这个谜，她说每次感觉遇到状况后，找我咨询一下，孩子就复原了。她觉得是她的焦虑紧张情绪影响了孩子，孩子一哭她更慌张，就恶性循环了。咨询之后她放松了，孩子也就平静了。

焦虑是一种现代人并不陌生的情绪。自从我们做了妈妈开始，焦虑就开始伴随我们的育儿生活。造成焦虑的原因，有身体激素变化的因素，也有社会的因素。当我们焦虑时，我们并不能更好地解决育儿和睡眠问题，反而会造成很多混乱。

我在前面反复谈到，成人也好，孩子也好，要睡好觉的话，有个很重要的条件，就是放松。

父母的焦虑和紧张是会传染给孩子的。焦虑的来源是恐惧和不安，当我们恐惧时，孩子自然也会感到不安。也许我们不能理解，那么小的孩子，是怎么接收到父母焦虑的信号的。当一件新事情发生时，孩子并不知道这件事情对自己是安全的还是危险的，他们依赖大人的反应做出判断。如果大人很放松，孩子就会觉得没有危险；如果大人很紧张，孩子就会觉得很不安全。具体到睡眠这件事上来，如果每次给孩子哄睡时我们都紧张无比，孩子自然会觉得睡觉不是一件特别好的事情，从而无法放松下来。

临床心理学家劳伦斯·科恩博士在他的著作《游戏力》一书中提到了"第二只小鸡"的实验。通过三步的实验，同时和不同时吓唬两只小鸡，得出的结论是：受惊吓的小鸡会观察第二只小鸡在干什么来判断环境的安全性。如果第二只小鸡在欢快地溜达，则第一只小鸡认为安全；如果第二只小鸡装死，第一只小鸡也会装死。他认为父母是孩子的"第二只小鸡"！

有个妈妈曾经问过我："我心里焦虑，又没写在脸上，孩子怎么能知道?"其实我们的焦虑基本都会写在我们的身体上，只是你不曾意识到。曾经有一次，朋友提醒我有皱眉头的习惯，于是我就下意识地注意，自己每次紧张烦恼时都会皱眉头，同时整个身体处于紧绷状态。所以，很多时候，我们的紧张焦虑都写在我们的身体上，只是我们自己压根意识不到。这种紧张的状态来抱孩子，他是完全可以感受得到的。

焦虑还会导致妈妈无法对孩子的真实需求做出反馈。妈妈在焦虑时往往被情绪支配着，很难用心去读懂孩子的真正需求，而是按照自己的情绪和先入为主的想法做出反应。

举个例子来说吧，孩子哭闹时，如果妈妈正处于焦虑状态中，通常孩子的哭闹会让她产生很多负面情绪，比如烦躁（我曾经在朋友圈做过一个小调查，听到孩子哭感到"烦躁"的人是最多的），甚至是悲伤。此时父母通常会认为孩子心里苦，把自己的感受等同于孩子的感受。心理学中有个名词叫"投射"，说的就是这个意思。

孩子的哭声一般都是有含义的，或者饿，或者困，或者纸尿裤要换。孩子的哭声往往是中性的，只是一种语言。当我们给哭声赋予情绪时，孩子的真实需求（大多数都是生理需求），往往就被忽略了。如果我们不被焦虑的情绪主导，就能够客观地分析情况并观察，找到孩子的真实需求。

焦虑也会导致妈妈无法区分自己的需求和孩子的需求。夜醒是一个很好的例子。孩子在夜间醒来时，长时间处于焦虑的妈妈往往第一反应是"怎么又醒来了？"然后下意识地想办法让孩子尽快睡过去，而不是去寻找孩子醒来的真正原因。孩子醒来的真正原因也许是热，也许是身体不舒服，也许是尿布湿了。这就在无意中造成了孩子的习惯性夜醒。

同时，孩子睡眠不好又会导致妈妈睡眠不足，妈妈长期睡眠不足也会加重焦虑情绪，甚至患上产后抑郁症。

有研究表明，由于身体激素的变化，70%～80%的妈妈会在产后经历一个短暂的轻度抑郁期，大多数妈妈会在产后2周左右恢复正常。而大约15%～20%的妈妈，抑郁情绪会严重，直到发展为临床抑郁。如果怀疑自己患上了抑郁症，要尽快就医。

如果妈妈只是比较焦虑，并未到抑郁症的程度，可以尝试下列办法来改善自己的情绪：

- 每天花至少半个小时的时间做运动。运动会让人分泌多巴胺，带来很多快乐。
- 把孩子交给爸爸或者其他家庭成员带几天，自己补个觉。睡眠对于情绪的修复作用非常强。
- 每天睡前冥想10～20分钟左右，时间长了会发现非常有帮助。研究表明，冥想对治疗失眠症、抑郁症和减压，都有非常显著的效果。
- 当有烦躁情绪产生时，试着把自己的注意力放在呼吸上。
- 写生活日记，发掘和记录生活中的美好片段。

2. 家庭分歧

家庭分歧对孩子睡眠的影响是中国家庭的普遍现象。因为有了孩子之后，家庭成员会增加，爷爷奶奶、姥姥姥爷都会来帮忙，还有的家庭会请阿姨。虽然有人帮忙是一件很好的事情，能让妈妈更安心地工作，但是，在育儿这件事上，有时候未必是"人多力量大"。

老一辈人和年轻父母在育儿这件事情上的代沟格外深，宝宝睡眠更是重灾区。即使爸爸和妈妈之间也有很多分歧。这种分歧会表现在对待孩子睡眠时间的安排，入睡方式，夜醒的处理方式，睡眠环境的安排上等方面。年轻的父母会看各种育儿书学习，老人则更喜欢按照经验来。然而，由于计划生育政策，我们的父母的养育经验并不丰富。

家庭成员内部的分歧会导致孩子作息不规律，夜醒问题严重，睡得晚等。比如妈妈带孩子时可能白天2小时就安排睡觉，其他家庭成员带孩子时可能会让宝宝清醒三四个小时。

还有的家庭，孩子夜间哭闹不止，妈妈怎么哄都哄不好，可能其他家庭成员就会把孩子抱出去玩1小时。也有其他家庭成员会答应2岁多的孩子半夜到客厅玩的要求。这样就会造成孩子习惯性的长时间夜醒。

3 第三章

睡眠改善第一步：营造睡眠环境

睡眠环境是改善宝宝睡眠中最基础也是最容易做的部分，是睡眠改善程序的第一步。睡眠环境不仅关系着宝宝的睡眠质量，更是保证宝宝睡眠安全至关重要的因素。很多家庭在做好了睡眠环境的改善之后，宝宝的睡眠就有了很大的进步。

宝宝睡在哪儿

1. 婴儿床和大床

记得我怀第一个女儿时，向朋友咨询要准备什么东西。谈到婴儿床时，朋友说："没必要买，找一个二手的，睡不了几天就不睡了，太麻烦了，半夜喂奶还要起来。"我和先生讨论了这件事情，最后一致决定：还是让孩子出生后睡婴儿床，因为我们不希望孩子睡父母的床。

后来我开始从事睡眠咨询工作，发现孩子睡大床的情况在中国非常普遍，而且很多家庭的情况是孩子和妈妈睡大床，爸爸则睡到了另外一个房间。孩子大一些时，爸爸想回到原来的大床睡，则遭到了孩子的强烈反对。

是否让孩子睡婴儿床是很多妈妈特别纠结的问题。我先分析一下睡大床和婴儿床的利弊。

（1） 安全性

睡婴儿床的重点是安全。当然，前提是婴儿床的布置必须安全。我会在后面详述如何布置一个安全的婴儿床。美国儿科学会（AAP）是建议宝宝睡婴儿床的，6个月以内同房不同床，最好是1岁以内都同房不同床。

2014年美国的一份报告表明，死于婴儿猝死综合征（SIDS）的宝宝中69%是和父母睡大床的。婴儿猝死综合征（SIDS）是一种不明原因的婴儿意外死亡，常常发生在睡眠中。SIDS发生时，宝宝不会发出任何声音或者反抗迹象。

除了婴儿猝死综合征，窒息和被大人或者哥哥姐姐压到也是睡大床的主要风险。大人喝了酒或者服用安眠药后都会增加这种风险。不可忽视的是，在我国的南方，冬天由于天气太冷而没有暖气，盖厚被子是高风险因素。我的一个朋友家的二宝，4个月，南方的冬天，和妈妈及姐姐盖了同一床厚被子，早晨起床时被发现窒息身亡。上网搜一下，这样的悲剧非常多。

婴儿床在孩子会翻身会爬后可以有效防止孩子掉在地上，而大床就容易发生坠落。现在有大床床挡售卖，很多家庭都购买了，然而这并不是一种100%安全可靠的产品。因为大床床挡和大床的适配性往往并不好，会存在缝隙，这个缝隙容易卡住孩子，导致窒息。2017年9月，一位爸爸在微博上披露，他7个月大的女儿在大床上小睡时卡在了大床床垫和床挡之间的缝隙里面，导致窒息身亡。

（2） 对睡眠的影响

睡大床的大人和宝宝容易互相影响。由于活动睡眠比例比较高，宝宝睡眠都比较浅，而且浅睡眠多集中在后半夜。大人翻身动一动都很容易吵醒宝宝。而宝宝有点小动静，翻个身，妈妈又容易被吵醒而睡不好。大人上床睡觉时也很容易吵到宝宝。睡婴儿床的宝宝不容易被大人影响到。妈妈也不容易听到宝宝翻身这些小动静，也会睡得好一些。

案例 　　九九宝宝，7个月，因为卧室太小放不下婴儿床，只能和爸爸妈妈睡大床。爸爸妈妈在晚上11点上床睡觉，每天晚上九九都会在爸爸妈妈上床时被吵醒。11~12点是宝宝的一个睡眠周期转换点，如果在这个时间有声音，宝宝很容易被彻底吵醒。

（3）温度

炎热的夏天，宝宝单独睡婴儿床很凉快也是一大好处。守着大人入睡，尤其是夹在两个大人之间，就好比躺在两个火炉之间。如果房间温度比较高，睡大床就是热上加热了，宝宝很可能睡不踏实。而过高的温度也是导致婴儿猝死综合征（SIDS）的一个因素。

在南方冬天寒冷的没有暖气的房间里，和大人一起睡的宝宝就会感觉温暖很多。但是相应地，也会增加很多安全隐患。比如前面谈到的4个月时窒息的宝宝。

（4）夜醒处理的便捷度

睡大床喂奶比较方便，尤其是频繁夜奶的宝宝，睡婴儿床就没这样方便了。然而，事物都是有两面性的。正因为睡大床喂奶方便，也更容易让我们过度干预而给宝宝养成频繁夜奶的习惯。因为太方便了，宝宝刚刚有点小动静，妈妈很难等一下看看宝宝为什么醒，就直接塞奶了。

婴儿床在一定程度上降低了妈妈对宝宝夜醒的反应速度，而让宝宝半夜睡得更好。因为宝宝会在半夜哼唧两声，或者哭两声。宝宝睡婴儿床，等妈妈起身去查看的时候，宝宝可能已经又睡过去了。分房睡就会更多减少过度干预，从一个房间到另外一个房间的时间更久。

（5） 入睡问题

大床的一个好处是空间大，对于刚刚学会翻滚和爬的孩子来说，睡前可以各种翻滚和爬。然而正是因为大床太大了，刚学会翻滚和爬的孩子就会越玩越兴奋，从而导致入睡时间过长。

婴儿床在一定程度上限制了孩子的活动，对于刚刚学会爬的孩子来说，不会出现爬来爬去而导致入睡时间过长的情况。

案例　　珊珊宝宝，8 个月，刚刚会爬，自主入睡，在大床入睡要40 分钟左右，最后还需要妈妈控制一下身体才能入睡。而放入小床后，入睡时间在 15 分钟以内。

（6） 安全感

记得有一次我和一位亲戚提道，我的两个女儿出生后就单独睡婴儿床了，那位亲戚脱口而出："这怎么行？"那语气和看待我的眼神就像是在指责一位毫不负责、冷酷无情的妈妈。网上也有言论说让孩子独自睡，孩子没有安全感。也不断有人抨击，让孩子独自睡婴儿床的妈妈没有爱心。

为什么有这么多人反对让孩子独自睡呢？主要原因在于我们的主流文化里，孩子生下来就是和父母或者其他长辈同床睡。当然，这也是由于我们过去居住条件所限，全家人都睡在一个房间里。过去也有少部分地区是让孩子生下来后睡在摇篮里。比如在过去的东北，孩子生下来后就睡在吊床里，小时候我就听说过东北地区的一大怪是"生个孩子吊起来"。

而让婴儿生下来后就独自睡婴儿床，甚至独自睡一个房间是西方文化的事物。大多数人在接受另外一种文化的事物时都需要一个过程。

睡婴儿床或者睡大床只是文化习俗问题，或者说是生活习惯和家庭安排问题，甚至是睡眠条件问题，和安全感没有任何关系。目前也没有证据支持"睡大床的孩子更有安全感"这样的结论。

美国石溪大学医学院跟踪调查了 944 个低收入家庭的睡眠习惯，对 1~3 岁阶段和父母同睡的孩子在 5 岁的认知行为进行了评估，结果表明，没有发现同床睡眠对孩子的发育造成任何负面的影响，也没有发现任何有益的影响。

安全感是一个比较复杂的话题，孩子是否有安全感很大程度上是取决于亲子关系的，与睡在哪里关系并不大。亲子关系与母亲和孩子之间的日常互动关系更大。

（7）　到底睡大床还婴儿床

我的建议是宝宝生下来后，就开始睡婴儿床。无论如何，宝宝的安全是要放在第一位的。如果生命逝去，对一个家庭来说，将是巨大的灾难且无可挽回。

2. 如何布置一个安全的婴儿床

婴儿床的选择必须要格外小心，一些婴儿床缺乏生产规范，在安全性上存在缺陷。我们常用的两类婴儿床其实是非常不安全的。

- 第一类是一侧可以折叠下来和大床拼接的婴儿床。这是根据我们的国情发明出来的产品。因为本身和大床拼接的做法就存在风险，孩子可能会在爬到大床上时跌落到地上。即使不和大床拼接，这款产品也存在极大的安全隐患。宝宝会站了之后，将床板调节到最低，拼接折叠的横栏部分就成了宝宝可以踩着"越狱"的极好工具。
- 第二类是单侧可调节高低或者可以拆卸的婴儿床。这款产品是为了方便妈妈们把宝宝抱出来。这种婴儿床的危险之处在于：部件的故障或者老化，或者组装问题会导致可升降一侧的围栏的滑轨与床体部分分离。这时候，这一侧的床垫和滑轨之间就会出现一个危险的"V"字形空隙，宝宝会陷在里面，被卡住甚至窒息。

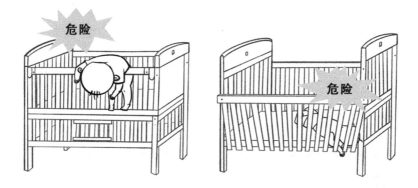

从 2000 年至 2010 年近 10 年的时间，第二款婴儿床导致了至少 32 名婴儿身亡，以及几百起安全事故，美国消费者产品安全委员会在 2011 年就禁止了这款产品的生产和销售。

除了以上两类婴儿床不要选择，新手父母在选择婴儿床时还需要注意以下事项：

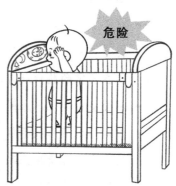

- 床栅栏间距必须小于 6 厘米，间距大容易卡住宝宝的头。
- 床头床尾的护板不应该有镂空、雕饰，这很容易钩住宝宝的衣服或者划伤宝宝头部，尤其是脸部。
- 床的四个角不要有角柱，这很容易挂到宽松的衣服，导致宝宝窒息。
- 床垫的大小必须完全符合婴儿床的内部尺寸，床垫和床板之间存在缝隙容易导致宝宝卡在里面，造成窒息。

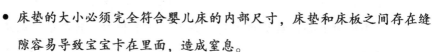

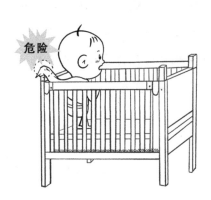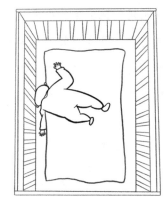

在使用和布置婴儿床时，要注意以下几条：

- 新买的床垫表面包裹的塑料要去掉，否则容易导致窒息。

- 组装前及组装一周后，都应认真检查其部件是否有损坏，是否存在松动、缺失、尖锐的部分。部件缺失或者损坏时，不要使用。

- 建议用床笠式床单而不是普通床单。这样不会发生床单移动缠绕住宝宝或者堵住宝宝口鼻的问题。

- 不要在婴儿床上铺厚褥子、毛毯等导致小床变软的物品。很多家庭担心宝宝冷，会在床笠上面铺上毛毯、小褥子，殊不知这样非常危险。这些物品虽然能让床垫变软，但也存在窒息的风险。

- 在宝宝还不会坐的时候，调低床垫，确保宝宝靠向床边或者翻身时不会掉下来。宝宝会站之前，将床垫调整至最低。如果宝宝站起来，床栏在宝宝的胸口或者以上，就是安全的。

- 不要使用婴儿床床围。没有证据表明床围可以防止婴儿撞伤，相反床围却可以带来被卡住、缠伤，甚至窒息等安全隐患。也有行动能力强的大宝宝踩着床围爬出婴儿床。然而，我观察到的大部分家庭都在用床围。很多妈妈担心宝宝头部会撞到婴儿床栏杆，还有的妈妈担心宝宝手脚伸出去之后会被卡到。关于第一个担心，只要婴儿床是木头的，都不会撞伤，甚至不会撞疼。我数次听到我家两个宝宝半夜头部撞到护栏的声音，而且从来没有被撞醒过。况且，这种情况其实并不多，因为宝宝熟悉婴儿床后就知道边界在哪里。第二个担心更是不存在的，一般宝宝手脚伸出去而拿不回来的情况常见于刚开始翻身时，这时宝宝都会通过哭闹呼救，我们家长来解决就可以。等宝宝翻身熟练后，就会自如地把腿或者手伸出栏杆外面，然后再收回来。

- 不要用枕头。枕头也是存在窒息风险的。宝宝在 2 岁之前其实都不太需要枕头，因为宝宝基本都是满床滚着睡的。这里我要提醒一下，定型枕是个热销产品，然而这也是一款容易导致宝宝窒息的危险产品。

- 在宝宝睡眠时，床上不要放置枕头、被子、抱枕、皮革、填充玩具以及其他柔软的物品。这些物品都会带来窒息的风险。

- 宝宝睡眠时用睡袋而不是小被子。

- 床铃在睡觉时取走。大一点的宝宝有可能会将床铃拽下来，而安装不当的床铃也有可能会自己掉下来。

- 经常检查婴儿床，确保金属部件没有尖锐的部分，木头部件没有毛刺和裂缝。如果发现栏杆上有牙印（有的宝宝喜欢咬婴儿床栏杆，我家老大就曾经咬过），用塑胶条包起有齿痕的部分。

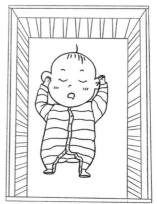

- 婴儿床要远离窗户。

右面这张图是婴儿床安全睡眠方案的建议，参考了"Safe to Sleep"网站的指南。

3. 睡大床的安全指南

由于观念问题，很大一部分家庭还是会让宝宝睡大床。鉴于美国也有一部分家庭是宝宝和父母同床，美国儿科学会（AAP）指出，下面的情况下，出于安全考虑是不建议宝宝睡大床的：

- 宝宝小于 4 个月。
- 宝宝是早产儿或者低体重儿。
- 和宝宝同床睡的人吸烟。
- 妈妈曾经在孕期吸烟。
- 和宝宝同床睡的人服了药。
- 和宝宝同床睡的人喝了酒。
- 和宝宝同床睡的不是宝宝的父母。
- 大床过软。
- 大床上放置了枕头、毯子等柔软的东西。这点要特别注意，就是在南方寒冷的冬天时，我是很不建议父母和宝宝同床睡的。

卧室温度和睡眠穿着

1. 被子还是睡袋

对于小宝宝来说，一定要穿睡袋，不要盖被子。为什么？前面提到过，被子不安全，容易导致宝宝窒息，越厚的被子越不安全。小宝宝睡觉时会乱动乱滚乱翻，如果头不小心钻到被子里面，是没有能力自己掀开被子的，很容易导致窒息。

另一个原因就是，小宝宝睡觉都会滚来滚去，踢被子。我见过很多妈妈彻夜无眠地帮助宝宝盖被子。其实用一个安全而合适的睡袋，就能让妈妈睡个安稳觉。

当然用睡袋也要确保睡袋安全。首先，要买大小合适的睡袋，别为了让宝宝多穿两年而买大了好几号的睡袋。这样宝宝很容易就钻到睡袋里面去，造成窒息，尤其是冬天用的棉睡袋。其次，睡袋上的小零件，比如拉链等要十分注意，质量一定要过关。如果质量不好容易脱落，存在被宝宝吃进去的风险。

2. 不同温度下的穿着

温度是需要特别强调的事情，我做过的个案咨询中，大概有80%的宝宝都存在睡眠中穿多、盖多的情况。穿盖过多会引起一系列睡眠问题：夜醒频繁，入睡困难，白天小睡短。

案例　曾经有一位妈妈找到我，发了一个宝宝睡眠的小视频给我，问我宝宝是不是缺钙。视频中宝宝头部不停地动来动去，手还不停地乱抓，小脸蛋通红，非常烦躁的样子。记得那是5月底，北方已经进入初夏，我穿着T恤在外面散步。当时宝宝穿了一身三保暖的秋衣秋裤，还盖了一个绒毯子。我告诉这位妈妈："宝宝是被热坏了，而不是缺钙！赶快给宝宝换夏装。"这位妈妈告诉我，她以为宝宝怕冷，要多穿很多衣服。

这是因为，大部分的新手妈妈其实不太清楚，小婴儿是比我们大人怕热的，甚至很多人认为小婴儿体质弱，需要多穿衣服。真实情况是，相比成人，小婴儿新陈代谢旺盛，而且体内用于保暖的棕色脂肪偏多。

我建议卧室要配备一个电子温度计，根据温度调整孩子的穿盖更科学一些。摸孩子后背、手心等都是后知后觉的做法，远不如按温度穿盖更能防患于未然。我在养育老大的过程中，就是误打误撞学会了按照温度计来调整穿着。

一般来说，比较合适的睡眠温度是20～22℃。但是我们的卧室很难达到恒温，所以我建议，冬天室内温度不要低于16℃，夏天室内温度不高于27℃。

下面是不同温度下睡眠时穿盖的参考标准。

- 16~20℃：普通厚度棉睡袋加摇粒绒上衣或者三保暖纯棉上衣。随温度变化决定是否穿着单层纯棉裤子。
- 21℃：摇粒绒睡袋加三保暖纯棉上衣或者摇粒绒上衣，单层纯棉裤子。
- 22℃：摇粒绒睡袋加纯棉长袖包屁衣或者连体衣。根据温度决定是否穿着裤子。
- 23℃：长袖连体衣加单层棉布睡袋或者4~6层纱布睡袋。
- 24℃：白天长袖连体衣，夜间长袖包屁衣加单层棉布睡袋。
- 25℃：白天短袖加长裤，夜间一身长袖连体衣。
- 26℃：白天短袖加纸尿裤，不穿裤子；夜间短袖加长裤。
- 27℃：白天晚上都是短袖或背心加纸尿裤。

注意：孩子只穿盖这些就好了，不需要加盖其他任何东西。

这里可以看出，温度每变化1℃，我们都要相应地给宝宝调整穿着。

看完这些，你也许会担心，是不是给宝宝穿太少了呢？需要说明的是，睡袋的保暖性要比被子好，很多时候薄薄的睡袋的保暖效果可以和一床厚被子抗衡。这是由于睡袋紧紧包裹着宝宝，确保了暖空气不容易散发。最重要的，我们给宝宝穿盖的大原则就是：**一般妈妈觉得比较冷时，对宝宝来说刚合适**。

然而上面给出的只是一个参考，在是否怕热这个问题上，宝宝是有个体差异的。有不少宝宝很怕热，他穿盖时参考的温度可能比实际温度高2~3℃。值得注意的是，如果你的宝宝比较胖，或者食量比较好，就需要看看宝宝是不是应该穿得更少些。

案例　寻寻宝宝，8个月，女孩，体重偏重。在找我咨询的过程中，我们花了2~3天才发现她比较怕热，她穿盖参考温度比实际温度要高2~3℃左右。也就是说，23℃时，她可能穿一身连体衣更合适，别的宝宝还需要穿上4~6层纱布睡袋。

由于宝宝有个体差异，我们需要结合上面的数值和经验来判断。经验层面，我们可以通过摸宝宝来判断：如果宝宝脖子后面温热，穿盖基本就是合适的。如果妈妈要找到宝宝最佳的睡眠穿着，可以采用记录法。就是记录宝宝睡得最好的几天的温度和穿盖，记录一段时间后，便可以摸索出最合适自己宝宝的穿着。

但是这里还存在两个误区：

第一个误区就是冬天宝宝的手冰凉就是盖少了。这不一定是对的。如果我们是在南方的冬天，室内温度低于20℃，宝宝的手冰凉是正常的。宝宝睡觉时都会把手放在外面，外界环境温度低，必然导致手冰凉。我们主要看脖子后面是否温热。

第二个误区就是宝宝没出汗就是不热，这个也是不一定的。想想我们自己睡觉盖得过多的时候，最先感觉到的是燥热，而不是出汗。宝宝在燥热的情况下也不出汗，但是会不舒服，醒来哭闹。

卧室湿度

湿度对睡眠会有一定影响，但是比温度的影响要小一些。比较适合睡眠的湿度在30%~50%之间。但是我的观察是，其实没有一个特定的数值，多少湿度才一定会对宝宝的睡眠产生影响。

主要原因是北方偏干，南方偏潮湿，各地方的人都适应了本地的潮湿度。比如北京的秋季，我家的湿度大概只有15%，但是宝宝照旧感觉很舒服。这个湿度对于南方的宝宝来说，恐怕就会频繁夜醒。再比如，虽然都是15%的湿度，如果是有暖气的15%的湿度，给人感觉就很不舒服，但是如果是自然的15%的湿度，可能就可以接受。

一般来说，湿度强烈变化时，才会对睡眠有影响。比如北方刚来暖气的几天，我的两个女儿总会半夜醒来找水喝，而我自己也能感受到睡眠质量有所下降。很多南方的宝宝刚到北方前几天，可能会因为湿度变化而夜醒。

关于湿度，一个小建议是：北方冬天在开暖气后使用加湿器，南方冬天在开空调或者暖气时也使用加湿器。

卧室光线

夜间睡眠需要保持绝对黑暗，无论对于宝宝还是成人，这种环境才是最好的。黑暗的睡眠环境有助于褪黑激素的分泌。前面提到过，褪黑激素的主要作用是调节昼夜节律。所以这一点对于还处于黑白颠倒的 3 个月以内的宝宝来说，无比重要。如果半夜喂奶，可以开一盏不超过 4 瓦的小夜灯，建议夜灯选择橘黄色的暖光灯。

在宝宝 3 个月之前，白天小睡时家里要亮一些，不要拉窗帘。因为这个阶段的宝宝刚从子宫的黑暗环境里出来，褪黑激素的分泌机制还不完善，还可能有黑白颠倒的问题。白天亮夜晚黑的睡眠环境有助于他们尽快学会分辨白天黑夜，夜间能有较长时间的连续睡眠。

3 个月之后，白天的小睡则需要保持一个相对黑暗的环境，需要将卧室窗帘全部拉上。这种黑暗能屏蔽光线的刺激，让宝宝睡得更久。

案例 　　悠悠宝宝，11 个月，午睡只能睡 1~1.5 小时，在我的建议下拉上窗帘，之后午睡可以睡到 1.5~2 小时。

如何布置一个光线适宜的卧室呢？一个非常值得做的投资就是遮光窗帘。遮光窗帘不仅能提高睡眠质量，而且能预防宝宝早醒。很多宝宝有早醒的问题，尤其是天亮得比较早的夏天，宝宝早晨 5 点就醒来彻底不睡了。早晨 5

点左右宝宝的睡眠变浅，一点点小刺激，例如光线都可能导致早醒。遮光窗帘可以避免早晨的光线过早射入宝宝的房间。

我曾住的一个房间，有个朝东的小窗户没有窗帘，当早晨 5 点多太阳照进来的时候，我就会准时醒来。虽然很困，因为我晚上都在 12 点左右睡觉，但是无论如何也睡不着了。由此可见，一个好的遮光窗帘有多重要。

那如何选择遮光窗帘呢？

- 尽量选择高遮光度的，100% 遮光是最好的。选择时可以把窗帘布罩在打开的手机灯上，如果光线透不过来，就是一块完美的遮光窗帘。
- 挂窗帘的地方选择轨道或者窗帘盒，而不是用窗帘杆。一般窗帘杆和窗户之间有很大的缝隙，导致光线全部露出。
- 窗帘上方要配上帘头，既遮光又好看。

在夜间入睡前 1 小时左右，把家里的灯光全部调成暗暗的橘黄色灯光。这能促进褪黑激素的分泌，让宝宝困意来得更快，入睡也更顺利。

声音

声音是影响宝宝睡眠的一个很重要的因素，也是经常被妈妈们抱怨的一件事。很多妈妈和我提到宝宝睡眠非常浅，家里有一点动静，宝宝就会被吵醒，搞得全家人在宝宝睡觉时气都不敢喘。

先谈谈我们人类的听力系统。我们的听力其实是一个报警系统，即使在睡眠中也是如此。当有任何值得注意的声音发出时，我们的听力系统就会启动报警，将睡梦中的我们唤醒。

有意思的是，很高的声音未必能唤醒我们，但是声音所处的背景对能否唤醒我们却至关重要。比如，我们可能会在吵闹的夜店里入睡，但很容易在夜深人静时被村口传来的狗叫声吵醒。有些人的这个报警系统天生比较灵敏，比如第二章谈到的豌豆公主宝宝。

生活中总有很多噪音，而且有很多安静背景下突如其来的声音，比如：快递的敲门声、哥哥姐姐的尖叫声、厨房里铲子掉在地上的声音等。很多妈妈认为宝宝被这些声音吵醒了就是睡觉太轻，需要适应这些声音。这其实是宝宝的听觉报警系统在起作用，而非宝宝"娇气"。适应其实是很难做到的。

还有的家庭，住在马路边或者广场边上，汽车鸣笛声、半夜商铺关门的声音、广场舞的音乐，这些都会对宝宝睡眠产生影响。

如果要遮盖这些声音，白噪音是最好的选择。

1. 白噪音如何促进睡眠

白噪音是指一段声音中的频率分量的功率在整个可听范围内都是均匀的。这种声音听上去是很吵耳的沙沙声。宝宝在子宫中听到的声音，也是白噪音。

白噪音主要有以下几种：

- 自然界的声音：风声、雨声、流水声、海浪声。
- 机器的声音：吹风机、洗衣机、空气净化器、空调等机器运转的声音。
- 环境的声音：飞机里面的声音、营地里篝火燃烧的声音、街上的嘈杂声音。

白噪音对成人和宝宝的睡眠都是有促进作用的。白噪音被用来治疗成人失眠。合适的白噪音还有让人身心放松、减轻压力的效果。可以在手机上下载白噪音类APP或购买一部白噪音机。我平时在家里工作时，会开着小溪流水的声音或者鸟叫的声音，经常有在森林里心旷神怡的感觉，我觉得很放松。

那白噪音是如何促进睡眠的呢？白噪音主要是将突如其来的声音屏蔽掉，比如狗叫声、汽车喇叭声等，让休息中的大脑不容易注意到这些声音。打个比方，如果你在一个黑暗的房间里打开了手电筒，这个光照非常明显且刺眼；如果你将房间里的日光灯打开，那手电筒的灯光就不明显了。日光灯的光就像白噪音，而手电筒的光则像突如其来的狗叫声。

宝宝更容易在睡眠周期转换点被这些突如其来的声音吵醒，而白噪音通过屏蔽这些声音，让宝宝的睡眠周期之间过渡更容易，从而睡得更长。这也帮助了有惊跳反射的宝宝，不会因为声音产生惊跳反射而被弄醒。

白噪音能让宝宝更快地入睡。宝宝在子宫里听到的声音是一种持续不断的、有韵律感的嘘声交响曲。而刚出生的小宝宝则从一个到处有交响曲的环境被带进了一个安静的环境，种种不适会让他们哭闹而难以入睡。白噪音，尤其是第二章中提到的嘘嘘声，则模拟了子宫的声音，能让宝宝有回家的感觉，从而更好地促进宝宝的睡眠。

白噪音尤其适用于 4 个月以内的宝宝。白噪音对减少黄昏闹也是非常有效果的，通过激活宝宝的镇静反射，而让宝宝安静下来。

2. 对白噪音的担忧

白噪音虽然好，可是很多妈妈对白噪音都有这样或者那样的担心，从而导致不敢使用白噪音来改善宝宝的睡眠。

很多妈妈会担心白噪音用习惯了会有依赖，导致没有白噪音不睡。其实大可不必有这样的担忧。首先，白噪音减少哭闹、促进入睡的作用对 4 个月以后的宝宝几乎就不太起作用了。这时候白噪音的主要作用是屏蔽噪音。其次，白噪音并不会像抱睡、奶睡那样形成比较重和难戒除的依赖。白噪音的戒除可以在 1 岁以后，只需要将声音慢慢调低就可以了。

有些妈妈也担心白噪音会损伤听力。根据美国安全职业卫生局（OSHA）规定，人耳最大可以承受连续 8 小时 85 分贝的声音强度，而无负面影响。美国儿科学会（AAP）的官方媒体《儿科学》（Pediatrics）曾经发表了一个关于白噪音机器的研究结果，他们研究了在售的 14 款白噪音机，发现这些机器在使用最大音量情况下，声音均超过 50 分贝（50 分贝相当于我们正常说话的声音），其中 3 台最大声音是 85 分贝。

3. 如何正确使用白噪音

白噪音的使用需要有强度、距离和时间的限制。具体如下：

- 保持50分贝或者以下，可以在手机上安装一个测量分贝的软件。
- 只在要镇住宝宝哭声时才开大。
- 放在2米远的地方，切勿放在婴儿床里面和边上。
- 持续播放时间越短越好。

睡眠辅助物

我反复提到，入睡的关键是"平静"和"放松"。随着科技的发展，人类发明了越来越多的睡眠辅助物帮助宝宝平静和放松下来，从而顺利入睡。

1. 安抚奶嘴

安抚奶嘴大家都不陌生，主要是满足小婴儿的吮吸需求。小婴儿有吮吸反射和需求，吮吸不仅能让宝宝平静下来，更能让宝宝消耗体力。对于4个月以内还不会翻身的小月龄宝宝来说，吮吸是他唯一的运动，有的宝宝天生吮吸的需求就比较高。安抚奶嘴这项发明的伟大之处在于：它能将吮吸需求和吃奶的营养需求区分开来，可以替代妈妈的乳头来安抚宝宝，而不至于造成过度喂养。

4个月以内小月龄的宝宝，在睡前都会哭闹一下，除了过度疲劳和过度刺激造成的哭闹，很多时候是因为宝宝需要把剩余的精力发泄出来，才能入睡。哭闹总是让父母很焦虑，并且方寸大乱。安抚奶嘴的一个好处就是"止哭"，能让宝宝安静下来，把注意力放在吮吸上面。安抚奶嘴通过吮吸运动替代了哭闹运动，让宝宝把多余的精力释放掉，进入睡眠。

安抚奶嘴在协助宝宝睡眠方面，其实是一把双刃剑：用好了，能促进宝宝睡眠；用不好，就容易成为一种睡眠联想，形成安抚奶嘴依赖，从而造成更多的夜醒，更多的小睡短。

（1） 为何会安抚奶嘴依赖

安抚奶嘴的依赖是过度使用造成的，而这个过度使用往往是我们成人主导的，而不是宝宝主导的。

安抚奶嘴对于听到宝宝哭声就不知所措的新手妈妈来说，无异于救命稻草。自从发现宝宝接受安抚奶嘴之后，很多妈妈觉得救了自己的命。宝宝半夜哭闹，但不到喂奶时间，塞一下安抚奶嘴；午睡睡到一半醒了，塞一下安抚奶嘴，宝宝就能迅速睡过去。

安抚奶嘴太好用了，以至于我们成人根本控制不住地滥用它。宝宝对安抚奶嘴的依赖，往往是我们过度使用安抚奶嘴造成的。我家老二2个多月时，很多时候我明明看到她不需要安抚奶嘴就可以睡了，还是忍不住给她塞上，这其实是为了让我自己放心。

（2） 安抚奶嘴的正确使用方法

首先要有正确的使用态度：**安抚奶嘴是用来辅助睡眠的，不是用来随便止哭的。**

对于宝宝来说，大多数情况下的哭闹并不是我们成人理解的情绪不好，而是他们独特的沟通方式。在前4个月慢慢学会理解宝宝的哭闹，并慢慢学会对宝宝的哭闹做出正确的反应，是每个妈妈的必修课。只有这样，我们才能和宝宝建立起互相信任的关系。

然而，4个月以内的宝宝哭闹是最多的，因为他们需要通过向我们释放信号，促使我们开始学习这门必修课。我们需要做的是倾听并判断宝宝哭声背后的需求，然后做出相应的反应。不分青红皂白地迅速给宝宝塞个奶嘴，堵上他的嘴，这其实剥夺了宝宝表达需求的权利。

安抚奶嘴最不容易造成睡眠联想的用法就是：宝宝吸到平静时就取下来让他入睡，夜醒时不使用安抚奶嘴。如果做不到这些，可以让宝宝吸着入睡，但是注意观察，如果他睡着就掉了出来，并且不会醒，那安抚奶嘴就不太容易引起睡眠联想。

如果宝宝全程都要吸着安抚奶嘴睡觉，安抚奶嘴掉了就会醒，且夜间不停地找安抚奶嘴，这就是很严重的安抚奶嘴依赖了。这种情况下，安抚奶嘴就干扰了睡眠。

（3） 安抚奶嘴何时戒除

如果安抚奶嘴过度使用，导致频繁夜醒，是需要及时戒除的。戒除的方法可以参考第六章谈到的自主入睡引导方法。

一般情况下，我建议在 6 个月之前戒除安抚奶嘴，或者至少不在夜间使用安抚奶嘴。6 个月之后大多数宝宝会出牙，导致夜醒次数多。很多妈妈会在宝宝出牙夜醒时继续使用安抚奶嘴，从而导致安抚奶嘴的过度依赖，使频繁夜醒变成常态。

如果 6 个月之后宝宝还在继续使用安抚奶嘴，且没有在夜间过度使用，接下来需要担心的就是安抚奶嘴未来对牙齿的影响了。1 岁以后定期带宝宝检查牙齿，如果对牙齿有影响，可以及时戒掉。一般来说，安抚奶嘴在 4 岁以后恒牙开始萌出时才会对宝宝的牙齿有影响。

大部分的宝宝在 2~4 岁之间会自己放弃安抚奶嘴。这段时间大部分宝宝都上幼儿园了，家长也不会把安抚奶嘴给宝宝带去幼儿园的，自然也就戒除了。

2. 小海马

几年前我家老大刚出生时，小海马还不常见，这两年小海马的普及率相当高。很多妈妈都是用小海马让宝宝平静下来并成功自主入睡的。小海马的使用也很简单，打开就可以，而且小海马的音乐会在一定时间自动停止。使用上需要注意，宝宝入睡了就不用再开了。另一个需要注意的是，夜醒不要用小海马，否则容易造成夜醒依赖。

小海马的用法并无年龄限制，有的宝宝很小时就开始用小海马，大了之后会把这个当成自己的小伙伴。

3. 襁褓/襁褓式睡袋

襁褓就是把宝宝包起来的一种方式，具体包法可以参见下图。在医院里，很多刚出生的宝宝都会被这样包裹起来。襁褓适用于 4 个月以内的宝宝。

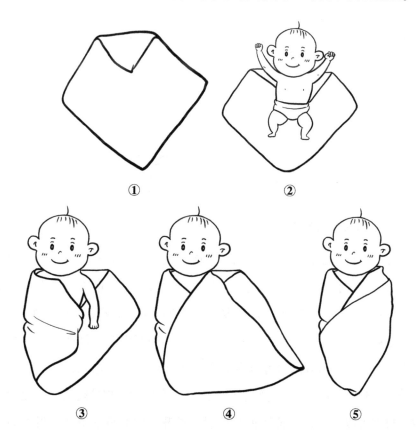

①　　　　　　　　②

③　　　　　④　　　　　⑤

包的时候一个要点就是上紧下松。上紧可以缓解惊跳反射，下松有利于宝宝髋关节的发育。

（1） 襁褓会影响宝宝发育吗

也许有人会说，这不就是经常被抨击的蜡烛包吗？早就有科普说蜡烛包不好了。其实襁褓和蜡烛包的最大区别在于腿部的包法。蜡烛包是紧紧包住宝宝的腿，甚至把宝宝的腿拉直放在包裹里用绳子捆一下，据说是为了让宝宝腿长得更直。而襁褓则是要上紧下松，让宝宝的腿部可以自由活动。蜡烛包的包法容易导致宝宝髋关节发育不良，而襁褓则没有这种隐患。

大家看一下图片，大概就可以看出差别了。

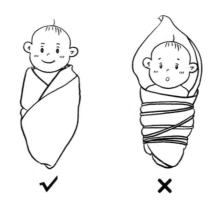

（2） 为何要用襁褓

宝宝在子宫里是被紧紧包裹的，然而，到了这个世界后这种包裹的感觉就没有了，宝宝会有一些不适应，哭闹也会比较多。襁褓则让宝宝又感受到了被紧紧包裹的舒适感，可以帮助宝宝从子宫到这个世界更好地过渡。

基于襁褓给宝宝带来的"回家"的感觉，襁褓也能很好地安抚4个月以内的宝宝的哭闹。黄昏闹时可以尝试用襁褓把宝宝紧紧包起来。

前面谈到过，4个月以内的宝宝在睡眠中会经常出现惊跳反射，而把自己惊醒。襁褓可以比较好地抑制惊跳反射，提升宝宝的睡眠质量。很多小月龄宝宝的妈妈反映，包襁褓后宝宝睡眠质量提高了，小睡时间也变长了。

襁褓也是一款很好的协助小月龄宝宝自主入睡的安抚工具。之前很多抱着睡的宝宝在培养自主入睡时都可以用襁褓来替代怀抱的感觉。

案例　　棒棒宝宝，2个月。之前一直抱睡放不下，妈妈在我的建议下给他包上了襁褓，抱迷糊了放床上大概十几秒后，他自己就甜甜地睡着了。

（3）　襁褓的选择

在我尝试过的各种襁褓中，最经济实用的是一块1.2米见方的莫代尔棉布。莫代尔亲肤性非常好，贴合皮肤很舒服。而且，最关键的是这种布料有一定的弹性，能紧紧包住宝宝，宝宝不容易挣脱。

现在网上也有各种襁褓式睡袋售卖，使用起来非常简单，完全不需要学习如何包。这对新手父母来说，真的是一个非常好的选择。

有的宝宝出生在夏天，妈妈觉得包襁褓会让宝宝很热。这种情况下可以开空调，把房间温度降低，然后再包襁褓。

（4）　何时可以戒掉襁褓

一般来说，襁褓从宝宝出生就可以开始用，可以一直用到4个月左右惊跳反射消失，或者宝宝自己总是挣脱出来吃手指头。

有的宝宝在开始学吃手时手会乱抓，总是在两个睡眠周期之间乱抓把自己抓醒，这种现象不是惊跳反射，而是宝宝学习控制自己双手的一个过程。这种情况下襁褓其实就很难起作用了，我们可以尝试使用投降式睡袋来过渡，直到宝宝可以熟练地把手送进自己嘴巴里。

撤除襁褓时我们可以采取分步打开法：先放出来一只手，通常是宝宝喜欢吃的那只手，过3天左右再尝试放出另外一只手，只包到胸部，最后完全撤除。

4. 投降式睡袋

投降式睡袋是这几年才开始流行的新产品。我在养育老大时国内并没有这款睡袋售卖，现在则到处都是。

投降式睡袋也主要是设计给 4 个月以内的宝宝穿着的，主要作用也是抑制惊跳反射。和传统襁褓式睡袋相比，投降式睡袋更符合宝宝的睡眠姿势。但是，就防惊跳反射的效果来说，传统襁褓会更好一些。

投降式睡袋的一大好处是在防惊跳反射的同时可以不耽误宝宝吃手。所以对于很多开始学吃手、手到处乱抓的宝宝来说，投降式睡袋是一个非常好的解决方案。

等到宝宝熟练吃手且惊跳反射不厉害时，或者开始翻身后，投降式睡袋就可以被普通睡袋替代了。

案例　Amy，2 个多月，女宝宝。在 8 周左右学会了吃手，然后很容易就自主入睡了。但是惊跳反射依然很厉害，白天小睡时只能睡一个睡眠周期。在使用了投降式睡袋后，白天就能连续睡 2 个小时了，且依然吃手自主入睡。

5. 安抚巾和其他安抚物

（1）安抚物是什么

很多宝宝睡觉时喜欢抱着一个柔软的物品，可能是一条小毛巾，也可能是一条小毯子、毛绒玩具、妈妈的衣服、一块破布。我还见过喜欢抱着水杯睡觉的宝宝。这些陪伴宝宝入睡的物品，都称之为安抚物。安抚物最重要的作用是让宝宝平静下来，安心入睡。在宝宝哭闹时，安抚物也可以安抚宝宝的情绪，这是宝宝的第一个小伙伴。

每个宝宝的安抚物都是他自己选择的。最有意思的是，有个妈妈曾经告诉我，她的一个朋友的儿子喜欢抱着计算器睡觉，而这个孩子已经被鉴定为天才儿童。我开玩笑说，看来安抚物的选择，也会影响孩子的智商啊。

也有些宝宝会将妈妈身体的一部分作为安抚物，比如头发、胳膊、乳房等。这会让很多妈妈烦躁不已，睡觉被扯头发，没有妈妈可以忍受吧。这种情况下，可以尝试引入一个安抚玩具或者其他物品，让宝宝慢慢过渡。

而安抚物最开始是如何被宝宝接受的呢？一般来说，都是宝宝恰好在入睡时，手边有一件东西被他抓到了，感觉非常柔软，这样宝宝就和这个安抚物建立了联系。所以如果妈妈们想让宝宝接受安抚物的话，睡觉时可以把合适的安抚物放在他的旁边，慢慢他就会爱上这个安抚物。

案例　　Louis 宝宝，4 个月。妈妈给他准备了合适的安抚巾，然而我们惊讶地发现，他并不喜欢那条安抚巾，而是喜欢扯着他从小盖到大的一条小毯子入睡。

（2）孩子为什么需要安抚物

网上有一些言论认为：孩子使用安抚物，是因为妈妈给的陪伴和安慰不够，让孩子没有安全感。这种言论让很多妈妈感到焦虑不安，内疚且自责。这里我要强调，安抚物的出现是很正常的现象，是健康成长的标志。

安抚物在心理学上称为"过渡性客体"，精神分析大师温尼科特对这个现象做了深入研究，并首次使用了"过渡性客体"来描述这个现象。过渡性客体是一种孩子从依赖妈妈到独立的过渡性物品。

宝宝心里有一个内部版本的妈妈，也就是"精神层面的妈妈"，安抚物从某种意义上来说，是这个"精神层面的妈妈"的物质化和图像化。这个承载着妈妈的感觉的物品可以帮助宝宝度过分离焦虑期，安抚宝宝的情绪。

养育是一场分离。大多数的宝宝从 1 岁多开始强烈依赖安抚物，这段时间宝宝开始学会走路，开始具备脱离妈妈单独行动的能力。宝宝也在精神上开始准备脱离妈妈，为他们在 2 岁左右自我意识形成做准备。在这个阶段，安抚物在一定程度上开始取代妈妈，是宝宝的另一个"妈妈"。

案例 东东宝宝，22 个月。他爱上了妈妈的一条睡裤。有一天妈妈不在，宝宝哭闹，爸爸突然灵机一动，把那条睡裤拿出来给他。他见到睡裤时两眼放光，立马就停止了哭泣。

睡眠也是和妈妈的一种分离。道理很简单，闭上眼睛就见不到妈妈了。对于有安抚物的宝宝来说，安抚物可以让宝宝接受这种分离，放松下来，并安然入睡。有些不会说话的宝宝困了，都会指着安抚巾，这时候父母就知道，宝宝要睡觉了。

（3）安抚物是否需要戒

有很多妈妈咨询我，宝宝 2 岁了，还在抱着小毯子睡觉，需要戒掉吗？有时我会问妈妈们，为什么想给孩子戒安抚物？大部分的回答是，很大了还要抱着毯子睡觉，不是很怪吗？

大部分的妈妈认为这个行为有点怪异。但是这个行为对别人有伤害吗，违反社会道德吗？如果没有，我们的担心只不过是看起来不舒服而已。睡觉这么私密的事情，就算抱着毯子睡觉，也没人知道。所以退一万步来讲，就算戒不掉，也不是什么大不了的事情。

如果强行戒掉安抚物会发生什么问题呢？温尼科特在他的书《妈妈的心灵课》里谈到了一个案例：

案例 　　一个小女孩总是吸吮裹在拇指上的一块破羊毛布。3岁时，妈妈强行拿走了这块破布。她虽然不吃拇指了，但是睡前要强迫性地咬指甲，以及强迫性地阅读。到她11岁时，在别人的帮助下，她想起了那块羊毛布，布的式样，还有对它的爱，咬指甲的事才平息。

如果作为内在妈妈的安抚物在不恰当的时候消失了，孩子就会寻找新的过渡性客体，就像这个小女孩出现的咬指甲和强迫性阅读。

安抚物之所以叫过渡性客体，是因为它们在一定的阶段会淡出孩子的生活。 安抚物只是孩子的第一个游戏对象。当孩子渐渐长大，拥有了更多的游戏方式，更广泛的兴趣爱好，作为第一个游戏对象的安抚物，自然会慢慢淡出孩子的生活。

在婴儿期，孩子会无比依恋母亲，喜欢和母亲游戏；随着渐渐长大，孩子会喜欢和同龄小伙伴玩耍；青春期则是孩子和母亲精神上的进一步分离；上了大学，结婚后，孩子对母亲的那种婴儿式的依恋就基本消失了。这个过程中，母亲会慢慢退出孩子的生活，作为母亲的物质化和图像化的安抚物也会退出孩子的生活，而母亲的爱会内化在孩子心里，成为未来他们面对生活的勇气和自信。

很多妈妈看到孩子对安抚物的强烈依恋会有不安的感觉，总担心这个是"瘾"，很难戒掉，而且这个"瘾"是我们正常成人不会有的"瘾"。"瘾"这个字总是让人联想到很多不好的事情，比如沉迷游戏、吸毒、赌博。如果孩子有学习瘾、读书瘾，我相信妈妈们是不会太担心的。对安抚物的"瘾"不是黄赌毒，无须担心。

所以，安抚物不需要戒！很多养育的焦虑，其实是我们父母太着急让孩子长大了。而有意思的是，孩子长大后，我们又开始害怕他们的成长，试图把他们塞回到襁褓里。

6. 宝宝的手指头

在"睡眠环境"这一章里谈论宝宝的手指头似乎有点怪，毕竟，手指头是宝宝自己的，不是外在的睡眠环境。但是对于很多宝宝来说，手指头是极好的安抚物。

（1） 手指头的作用

吃手这个技能有的宝宝2个多月就学会了。大多数宝宝是从吃拳头开始的，随着手指灵活性的增加，宝宝们开始学会吃一个手指头或者两三个手指头。

- 当宝宝犯困时，他就开始吧唧吧唧地吃手。半夜醒来，很多宝宝的第一反应不是哭闹，而是掏出手来，吧唧吧唧地开始吃。
- 很多2个多月甚至3个多月的宝宝，有时吃着手自己就睡着了，半夜醒来不哭不闹，吃吃手就又睡过去了。
- 很多宝宝自主入睡，都是从吃手安抚自己开始的。我家老大在2个月左右就学会了吃手入睡。可惜那时我是个什么都不懂的新手妈妈，居然还反复去奶睡她。

宝宝吃手和拿安抚物来慰藉自己一样，都是"过渡性现象"，宝宝自己的手指头也是"过渡性客体"。这不仅是自我安抚和放松的一种方式，也是宝宝探索世界的一种方式。

美国心理学博士 Susan Heitler 在她的文章里提到了两个研究。

一个早产儿的研究显示，经常吃手或者安抚奶嘴的早产儿在医院度过的时间更短。

另一个研究将吃手或者安抚奶嘴的宝宝和不吃的宝宝分为两组，观察这两组宝宝和母亲的互动。结果显示，经常吃手或者安抚奶嘴的宝宝在情感上更独立。

（2） 吃手需要戒除吗

吃手是很多妈妈特别担心的事情，恨不得立马把孩子吃手的习惯戒掉，甚至一开始就把吃手这件事消灭在萌芽状态。

其实吃手这件事，只有两个影响：

第一，大人看着不舒服，认为是不好的习惯，特别容易招来亲戚和邻居的嘲笑。记得我家老大小时候，我抱她出门，在超市碰上一位阿姨亲切地逗她。看到她吃手后，那位阿姨紧张又严肃地说："宝宝，吃手可不好。"

不符合大人审美观的事情，孩子就不能做吗？平心而论，我们小时候做过多少事情，现在想想其实没有错，只是大人觉得这件事不符合他们的认知就是错的。

第二，可能会造成牙齿咬合的问题。注意，是可能。

按照美国的牙医协会（American Dental Association，ADA）的说法，恒牙萌出之后，持续吃手才会对牙齿的形状和咬合造成影响。而大部分孩子都会在2~4岁之间停止吃手，4岁以后应该逐渐引导孩子放弃吃手。

一般来说，随着孩子的长大，周围环境的吸引，同伴的压力（小朋友们大概都不喜欢有个吃手的好朋友吧），都会让孩子逐渐放弃吃手。

是不是可以松一口气了？尤其是孩子刚过1岁就紧张吃手这件事的妈妈。4岁之后再干预孩子吃手这件事也不迟。而且，4岁以后，是完全可以通过和孩子协商，再配搭一些辅助工具，比如手指上缠上胶布或者涂一些苦瓜水来解决的。

> 个人而言，我倒是宁愿在以后支付孩子佩戴牙箍的费用，也不希望孩子因为被夺走了安慰而去进行心理治疗。每个妈妈都必须做到的是，为孩子提供一个能够自我放松的舒适空间。
>
> ——摘自 Jenn Berman 的《超级宝贝》

第四章

————

睡眠改善第二步：建立睡眠程序

在布置好睡眠环境后，我们还需要做一件重要的事情，就是建立睡眠程序。睡眠程序简单地说，就是睡前要做的一系列事情，比如洗澡、洗脸、喂奶，做完这一系列的事情，宝宝就要睡觉了。

为什么要做睡眠程序

宝宝刚出生时还尚未具备对语言的理解能力，如果你和他说："睡觉去！"他可能完全无法理解；如果你和他说："吃奶！"大概也不会把头凑近你的乳房。但是，如果到吃奶的时间你把乳头塞给他，他就知道要吃奶了。宝宝生下来最先理解的是行为而非语言。和婴儿沟通时，行动远胜于言语。

睡眠程序是通过一套有秩序的行为，让宝宝知道，该睡觉了。宝宝都喜欢有秩序感的生活，喜欢知道接下来做什么，有秩序感的生活能让宝宝更有安全感。

睡眠程序的引入越早越好，基本上妈妈在月子里就可以尝试建立睡眠程序了。越早引入睡眠程序，宝宝夜间入睡的时间就越容易固定下来，黑白颠倒的情况会比较早好转，哄睡也会变得容易一些。

睡眠程序可以做什么

1 岁以内的宝宝

对 1 岁以内的宝宝来说，可以选择做的睡眠程序如下：

- 洗澡
- 按摩，也称为抚触
- 换睡衣、睡袋和纸尿裤
- 喂奶
- 拍嗝（适用于 4 个月以内的小月龄宝宝）
- 拥抱亲吻宝宝并道晚安
- 给宝宝唱或者放摇篮曲

家长可以根据宝宝的入睡方式、季节等实际情况，来形成适合自己宝宝的睡眠程序。如果是寒冷的冬天，宝宝不需要天天洗澡，那睡前做个简单的按摩就可以了。当然，为了避免形成奶睡的习惯，我建议喂奶一定不要放在睡眠程序的最后一项。

1 岁以上的宝宝

对于 1 岁以上的宝宝来说，可以选择做的睡眠程序如下：

- 洗澡
- 穿睡衣或者睡袋
- 喝奶
- 刷牙
- 讲故事（绘本）

- 聊聊一天发生的事

- 上厕所

- 拥抱亲吻宝宝并道晚安

对于 1 岁以上的宝宝来说，讲故事是一项很重要的睡前程序。听故事可以激发宝宝的想象力，让宝宝在入睡前感到美妙又幸福。直到今天，我依然记得小时候夏天坐在院子里，妈妈指着天上的星星，给我讲的牛郎织女的故事。

然而，宝宝都会不厌其烦地让你一遍又一遍讲故事。只要你不停下来，他们永远不会睡过去。这种情况下，可以提早开始睡眠程序，即使多讲几个故事也不会耽误宝宝的入睡时间。如果没有那么多时间，是需要限定故事的数量的。

睡眠程序每天都要一样吗

睡眠程序每天做什么，做的顺序，都要保持一致。一致性是睡眠程序的关键。宝宝喜欢有秩序的生活，更喜欢家长一致性的行为。如果我们今天先做 A，明天又先做 B，月龄比较小的宝宝会感到混乱，不知道到底发生了什么。2 岁多的宝宝有的会有那么一点强迫症，就干脆让家长按照原来的顺序重新做一遍。

虽然睡眠程序的一致性很重要，但是也是可以有例外的。比如偶尔一天有事情，安排睡觉晚了，睡眠程序的时间不够了，可以省略几项。关键还是别因为入睡过晚让宝宝过度疲劳。最重要的是，别把例外变成经常就可以。我们的生活也不是每天都是可控的，要允许和接纳意外的发生。

做了睡眠程序，为什么宝宝还是不肯睡

经常有家长告诉我，睡眠程序都做了，可是宝宝还是不肯睡。

当婴幼儿睡眠科学借由睡眠书籍传入中国之后，"Sleep routine" 就被翻译成了"睡眠程序"。坦白地说，我很不喜欢"睡眠程序"这个词，"程序"

两个字给人的感觉是冷冰冰的，没有丝毫的爱意和温柔。虽然咨询中我也经常和妈妈们强调睡前的睡眠程序要温柔，要营造一个温馨的环境，但是这个词很难让人在执行中加入爱、温馨等有感情色彩的成分进去。

前面提到，我们希望通过这套睡眠程序让宝宝知道，他要睡觉了。"程序"这个词总会让人联想到妈妈是个程序员，只需要写好代码，宝宝就可以立马启动"关机"程序了。所以很多时候，潜意识里我们会把睡眠程序当成控制宝宝的工具。于是，在进行完睡眠程序之后，如果宝宝还不睡，我们就会焦虑，甚至愤怒。因为，事情脱离了我们的控制。

控制这件事情，在未来的育儿生涯中，会多次重现在很多场景中，比如孩子写作业、做事情磨磨蹭蹭等，如果家长总是以控制孩子的心态去处理，会极大地影响亲子关系。如果家长能通过改善宝宝的睡眠的过程对自己的"控制欲"有所觉察并不断修正，那未来的育儿生涯会减少很多不必要的麻烦。

对宝宝来说，入睡是一个与妈妈的短暂分离。如果在分离的过程中，宝宝从妈妈的脸上读到了焦虑，读到了愤怒，这只会让他感到焦虑和不安，因为这时，宝宝无法感受到妈妈的爱。于是，他不敢睡过去，他害怕这样的分离；即使睡过去，他也有各种不安，要么不停地醒来看看妈妈是否还在身边，要么开始做噩梦。

睡眠程序其实是宝宝和妈妈身心联结的程序，通过一系列的亲子活动，宝宝能感受到妈妈的爱。没有比妈妈的爱更能让宝宝身心放松的方式了。放松下来，宝宝才能安然接受分离，并安心入睡。

我更喜欢把这个词叫作"睡前美好时光"或者"睡前亲子时光"。睡前美好时光是说这段时间无论对宝宝还是对忙碌了一天的妈妈来说，都是无比美妙的。**这里的关键词是"爱""放松"和"陪伴"。**

此时，我建议父母将手机关掉或者静音，暂时忘记宝宝睡后要处理的工作和家务，全心全意关注和陪伴宝宝。忙碌了一天，处理了各种工作难题，经历了各种烦恼，陪伴宝宝对父母来说也是最好的放松和享受当下的时间。

在这段时间里，我们需要专注下来，专心地给宝宝洗澡，轻柔地把水洒在他身上，按摩时慢慢抚摸宝宝那肉嘟嘟的小身体，喂奶时亲亲他的小手、摸摸他的小脸蛋。这样幸福的时光并不会太长，很快他就会长大了。

给大一点的宝宝讲故事时，我们能和宝宝一起从故事中寻找乐趣和智慧。这段时光，也能让我们找回童年的快乐。

我们成人的大脑太过于忙碌了，总是做着这件事想着下一件事，或者脑子里充斥着各种嗡嗡嗡的声音和想法。这段亲子时光能让我们大脑中嗡嗡嗡的声音自动关闭，让我们完全处于当下，更放松和专注。这对成人来说也是非常好的情绪疗愈。

如果宝宝睡了之后我们还有工作要处理，有家务要做，也请务必在这段时间安住于当下，暂时忘掉这些工作和家务，心无旁骛地陪伴孩子。否则，我们会焦虑无比，一心想让宝宝早点睡，结果往往适得其反，变成一场睡前大战。

很多时候宝宝并不贪婪，他们并不是总希望我们时时刻刻陪伴他们，他们更需要的只是我们在陪伴他们时全身心地投入，把注意力100%放在他们身上。睡前全身心陪伴孩子，有时候20～30分钟就足够。

无论宝宝还是父母，都能从这段时光里收获放松、平静、安心和幸福。身心的放松，才能让宝宝安心入睡。而父母也能从一天的焦虑、紧张中放松下来。

2 岁的宝宝还需要做睡眠程序吗

我家老大2岁多时，我犯过一个错误，认为孩子长大后，就不需要做那么严格的睡眠程序了，只要睡前把这些事情都做了就可以了。结果换来的是拖拖拉拉，磨磨蹭蹭不洗澡、不换睡衣。

2岁左右的孩子已经进入了他们人生的第一个叛逆期，就是我们俗称的T2（Terrible Two）。入睡拖延症是这个阶段中一个非常重要的特点。其实这个阶段叛逆的一个重要原因就是，孩子开始有了自我意识，开始和家长争夺控制权。反抗入睡、拖拖拉拉，不过是他们在争夺睡觉这件事的控制权。

在这个阶段，我们可以把一部分的控制权交给孩子，让孩子一起参与睡眠程序的制订。孩子体验到自己在睡眠这件事情上的参与感和价值感时，自然会更珍惜自己制订的规则。

我们可以用睡眠程序表加上贴纸的方式来和孩子一起制订和执行睡眠程序（见表4）。贴纸是这个年龄段的孩子特别喜欢的东西。虽然网上售卖各种睡眠程序表，我还是建议家长和孩子一起动手做，这本身就是一个很好的亲子小手工活动。可以用图文并茂的形式展现，图由家长来画，也可以拍一些照片让孩子贴到表里。

表4　睡眠程序表

时间	要做的事情	图	3月1日	3月2日
8:00~8:15	洗澡，刷牙			
8:15~8:20	换睡衣			
8:20~8:25	上厕所			
8:25~8:45	讲故事			
8:45	关灯，睡觉			

在执行睡眠程序时，每做一项，就可以奖励一个小贴画给孩子。孩子会非常有成就感。

———

睡眠改善第三步：养成作息和喂养规律

作息的重要性毋庸置疑。第一章提到，宝宝的睡眠好不好，睡眠是否规律是一个很重要的判断标准。在第二章里，我也谈到作息不规律会导致宝宝夜间频繁醒来，入睡困难。

另外一个很重要的点也是很多妈妈非常关心的，就是作息规律对宝宝的安全感的建立非常重要。原因很简单，规律的作息可以让宝宝预知下一步会发生什么，自然就不会担心吃不上、没得睡。

美国儿童早期发展综合科学委员会研究报告《从神经细胞到社会成员》中也提到："父母围绕易处理的和可预期的日常惯例来组织婴儿的生活经历。这些行为为婴儿的世界带来可预期性，减少了日常生活经历中引起婴儿情绪混乱的机会，为婴儿进行情绪的自我调节搭建了脚手架。"

自我调节情绪是把情绪强度调节到恰当水平，以更好达到目标的策略。对婴儿来说，也就是他们的自我安抚能力。简言之，父母引导婴儿进行规律作息，就为婴儿自我安抚能力的建立打下了基础。

作息规律的定义

我把作息规律的定义分为广义和狭义。一般谈到作息规律，大家想的都是晚上几点睡，白天小睡睡多久，一天睡多久。这只是狭义的作息规律，也就是第一章谈到的睡眠规律。广义的作息规律则包含了宝宝 24 小时的活动，几点吃奶，几点吃辅食，几点小睡，几点夜间睡眠，几点活动……

只关注狭义的作息规律并不能拥有一个良好的睡眠。举个例子来说，如果你打算每天晚上 11 点入睡，但是有时候会加班到 12 点，显然你没办法在 11 点入睡。只有调整了工作，确保加班不能超过 10 点，你才能保证 11 点入睡。而在 11 点入睡前做些什么事情，也会影响你的睡眠质量。宝宝亦然。所以只有关注了广义的作息规律，才能有个好睡眠。

对宝宝来说，吃喝拉撒玩都是他的日常活动，几点吃奶，睡前吃了多少，睡前怎么玩……都会影响他的睡眠。所以，本章节主要讨论广义的作息规律。

引导建立作息规律的工具

1. 你的眼睛和耳朵

我真的不是在开玩笑，你的眼睛和耳朵是很重要的工具。因为作息规律引导的核心是观察。通过观察，你能了解孩子发出的信号，什么时候困了，什么时候饿了，从而找到宝宝特有的睡眠规律。

虽然有很多帮助父母引导宝宝建立作息规律的书和文章，但是每个宝宝的内在睡眠规律都不同，需要细心观察才能找到其独特的规律。最忌讳的就是父母生搬硬套书中和网络上的一些作息规律范本。

- 有的宝宝是上午和中午小睡时长相同，黄昏觉比较短。
- 有的宝宝是上午和黄昏短觉，中午长觉。
- 有的宝宝是上午两个小短觉，下午一个大长觉。
- 有的宝宝是上午一个长觉，下午两个短觉。

我两个女儿小时候，我并没有刻意地去引导她们建立作息规律，我做得更多的是观察，在这个基础上，她们都在 2 ~ 3 个月时找到了自己的作息规律。

2. 作息记录表

引导建立作息规律的一个重要工具就是作息记录表。作息记录是一项非常重要的工作，通过记录宝宝一段时间的生活情况，才能慢慢找出宝宝的作息规律。

作息记录表也是解决宝宝睡眠问题的一把钥匙，有时候持续夜醒、长时间夜醒、白天小睡短，入睡难哄的问题，都能在作息记录中找到答案。

作息记录表需要记录广义的作息，包括了以下几项：

- 吃奶时间和奶量（母乳喂养可以记录时长）
- 辅食时间和大概的量、品种
- 玩的时间（如果玩得比较特殊，比如去了新场地，也可以记录）
- 排便时间
- 白天小睡时间和时长
- 夜间入睡时间
- 早晨起床时间
- 夜醒时间

举个例子来说，之前有个妈妈就曾经发现，吃某种食物会导致宝宝夜间睡眠不好，原因是这种食物造成了宝宝肠胀气。吃奶的量如果不够多，宝宝可能会因为饥饿睡不长，比平时早一些醒来。

虽然手机应用市场上有各种记录宝宝作息的 APP，我个人还是比较喜欢用传统的电子表格来记录。表 5 就是我常用的电子表格。

表5　作息记录表

	3月1日	3月2日	3月3日			
睡眠时间：						
早晨起床时间	7:00					
第一次小睡时间	9:00~9:45					
第二次小睡时间	12:00~15:00					
第三次小睡时间	17:00~17:30					
夜间入睡时间	20:00					
夜醒时间：						
第一次						
第二次						
第三次						
吃奶时间和量：						
第一顿	7:00，150ml					
第二顿	11:00，180ml					
第三顿	15:00，180ml					
第四顿	19:00，200ml					
第五顿	24:00，150ml					
第六顿	4:00，150ml					
辅食时间和内容：						
早餐	8:00，米粉10g					
午餐						
晚餐						
玩耍时间和地点：						
第一次	8:30~9:00，室内爬行垫					
第二次	10:00~11:00，户外草坪					
第三次						
排便时间：						
第一次	7:30					
第二次						

睡眠信号、清醒时间和生物钟

在作息规律的引导上，我们必须了解的是这几个概念：睡眠信号、清醒时间和生物钟。前面提到的观察也是基于对这几个概念的理解。

1. 睡眠信号

睡眠信号其实在宝宝生下来就会有。信号是宝宝和我们交流的一种方式。睡眠信号的主要作用就是，告诉新手父母，宝宝困了，该安排宝宝睡觉了。如果我们观察到宝宝有以下情况，通常表示宝宝在发送睡眠信号：

- 打哈欠
- 揉眼睛
- 活动减少，变安静
- 吃手等安抚行为出现
- 抱着宝宝时，头会在我们的肩膀上蹭来蹭去或者不动了

很多家长有个误区，以为宝宝哭闹是个睡眠信号。哭闹其实是宝宝已经很困了，甚至有点错过睡眠信号而过度疲劳了。如果我们仔细观察会发现，宝宝在哭闹前往往是有睡眠信号的。

去年我在小区里碰到一位姥姥带着一个 3 个月的宝宝，在和这位姥姥聊天过程中，我发现姥姥抱着的宝宝有点揉眼睛。大概几分钟后，这个宝宝开始哭闹，姥姥才意识到宝宝困了。

很多新手父母都了解睡眠信号，但是在睡眠信号发出之后安排睡眠的时间上却有点误区。睡眠信号发出时，往往是一个"睡眠窗口"，也就是说在这个窗口期安排睡觉，哄睡会很容易。比较麻烦的是，这个窗口期非常短，小

月龄宝宝甚至只有几分钟的时间。如果我们没能在这个时间内及时安排哄睡，宝宝就容易过度疲劳。

我家老二在 2 个月左右时，我们会在她睡醒后 1 小时左右仔细地观察她的睡眠信号。通常那时如果她被竖抱着，抱着她的那个人会因看不到她的脸而无法判断她是否困了，另一个人就会仔细盯着看她是否有睡眠信号。一般出现了睡眠信号后，我们会迅速把她抱进卧室，包襁褓，放在婴儿床上。她会哼哼唧唧自己睡过去。

糟糕的是，睡眠信号并不是永远存在的！有一部分宝宝，在 4 个月左右或者更晚一些时间，白天的睡眠信号会消失，夜间的睡眠信号甚至会在 4 个月以前就消失了。那睡眠信号消失了怎么办呢？我们就需要按照清醒时间来安排小睡。接下来我们就谈谈另一个重要概念：清醒时间。

2. 清醒时间

清醒时间指的是从上一觉睡醒到下一觉睡着的时间。清醒时间作用重大，找到了清醒时间，也就找到了准确的安排睡觉时间。各月龄宝宝的清醒时间有个大概的区间，参见表6。

表6　各月龄宝宝清醒时间参考

1 个月	45 分钟 ~ 1 小时
2 个月	1 ~ 1.5 小时
3 个月	1.5 ~ 2 小时
4 ~ 6 个月	2 ~ 2.5 小时
7 ~ 9 个月	2.5 ~ 3 小时
10 ~ 12 个月	3 ~ 3.5 小时

注意，在这个区间里是存在个体差异的。比如 4 个月的宝宝的清醒时间是 2 ~ 2.5 小时，然而我观察到有的宝宝在 4 个月时就能清醒 3 小时了，而有的宝宝在 4 个月时清醒时间仍然是 1.5 小时。

即使同一个宝宝在同一天，每个小觉之间的清醒时间也有一些差别，一般来说，早晨起床后到第一次小睡的清醒时间普遍比较短，而夜间睡前的清醒时间会相对长一些。举个例子来说，4 个月的宝宝早晨起床后到第一觉的清醒时间可能会在 1.5 小时左右，而第一觉和第二觉之间的清醒时间则是 2 小时，晚上睡前的清醒时间有可能会达到 2.5 小时。

这个区间和宝宝睡眠状况也是息息相关的。我见过很多频繁夜醒的宝宝，早晨起床后不久就困了，8 个月的宝宝清醒时间可能只有 1.5 小时。

如何找准这个清醒时间呢？我们的工具"作息记录表"此时就发挥了作用。我们需要详细记录一段时间宝宝的作息，来找到这个规律。

3. 睡眠信号和清醒时间的关系

4 个月以内的宝宝，基本上睡眠信号和清醒时间是重合的。也就是说，到了清醒时间结束时，睡眠信号就会出现。然而，上面提到了，大部分宝宝在 4 个月左右时，即使到了既定的清醒结束时间，也不会出现睡眠信号了。这是什么原因呢？

4 个月是宝宝诸多发展规律的一个转折点。4 个月时睡眠信号的消失意味着新手父母已经变成了老手父母，对宝宝的睡眠规律已经把握得很到位了。宝宝不需要再通过睡眠信号的方式来告诉父母，他该睡觉了。

而很多前 4 个月睡眠都不错的宝宝，在 4 个月左右时也能发展出自己的规律。这时就要求家长，在 4 个月时要摒弃看睡眠信号哄睡的思路，而是按照宝宝既有的清醒时间和规律来安排小睡。如果家长在这个月龄段依然等着睡眠信号，可能等来的是哭闹，这其实是宝宝已经过度疲劳的表现。或者宝宝虽然不哭闹，我们却人为拉长了宝宝的清醒时间，造成宝宝睡眠时间偏少。

所以，新手父母要在宝宝前 4 个月时努力观察，掌握宝宝的睡眠规律。

4. 生物钟

简单来说，生物钟就是固定几点睡觉。比如我们成人，会在晚上 11 点左右睡觉，中午 1 点左右午睡。到了这两个时间，你很容易就困了。生物钟有夜间和白天之分。

（1）夜间生物钟

夜间生物钟是由昼夜节律系统来掌控的，所以夜间生物钟其实是相对固定的。前面提到，有的宝宝 4 个月以前夜间的睡眠信号就消失了，这时接管夜间睡眠指示任务的，就是生物钟。这给我们父母的启示就是，4 个月以前就要基本上固定宝宝夜间的睡眠时间了，而且，这个夜间睡眠时间如果不是故意推迟或者该并觉时没有及时并觉，其实基本变化不大。并觉指的是随着月龄增加，宝宝的小睡次数会突然减少。

举个例子来说，我家老二从 4 个月开始晚上 7 点就入睡了，到 1 岁半时，夜间入睡时间仍然在 7 点。这期间基本没有变化。

（2）白天生物钟

对于前 2 年的宝宝来说，白天的生物钟并不总是固定的，因为他们白天的清醒时间和小睡时长总是在发展变化中。但是如果宝宝形成了白天生物钟，则白天小睡的入睡时间会固定较长一段时间。我的经验是，如果睡眠规律引导得好的话，有的宝宝在 6 个月左右时会形成白天生物钟，甚至有的宝宝会在 4 个月时就能形成白天生物钟。

以一个早晨 7 点起床的宝宝为例，在 4 个月之后，很多宝宝开始形成早晨 9 点左右第一次小睡，12 点至 12 点半左右午睡。这个生物钟类似于一个睡眠窗口，很多宝宝在这个时间入睡非常容易。错过这个生物钟，入睡可能就会变得很困难。

记得我家老大 7 个月左右时会在下午 1 点 30 分准时午睡，很多时候 1 点 25 分她还很兴奋，1 点 28 分还没闭眼，1 点 30 分就准时睡了。这就是生物钟的力量。

案例 　　文文，女宝宝。6 个月时形成了作息规律，并有了白天小睡生物钟。第一次小睡在早晨 9 点，第二次小睡在中午 12 点半左右，第三次小睡在下午 5 点左右。这个作息一直没有变化，直到 11 个月，第三次小睡消失。

聆听并理解宝宝的哭闹

聆听并理解宝宝的哭闹是父母的必修课，是观察的一个重要方面，也是作息规律调整中很重要的一环。

哭泣是宝宝来到这个世界后的第一个宣言。全家人坐在产房门口，就为了等那一声响亮的哭泣。第一声哭泣响亮与否是一个宝宝是否健康的表现。在宝宝来到之初，哭泣是如此美妙的一件事情。然而，在接下来的时光里，我们却被宝宝的哭声搞得晕头转向。

对于宝宝的哭闹，新手妈妈往往有很多恐惧："宝宝哭得多，是不是没有安全感？""宝宝哭了不及时哄是不是会伤害宝宝？"大家对宝宝的哭有很多担忧，认为宝宝的哭闹是和负面的事情相关联的。大多数新手妈妈对待哭泣的态度是尽快止住宝宝的哭声。

我曾经在朋友圈做过调查，听到孩子睡前哭闹时妈妈们的反应是怎样的。让我出乎意料的是，听到宝宝哭时感到"烦躁"的人是最多的，占到了60%。因为烦躁，自然就会想着去止哭。

牛津大学的一个研究表明，婴儿的哭泣会激起人最原始的反应，就是进入一个警觉状态。此时人体会处于一种紧张状态，身体激素攀升。所以婴儿的哭闹是无法让人忽略的。处于紧张的身体，发现没有什么危险可言时，自然会把这种紧张情绪导向别处，出现烦躁等一些负面情绪。

1. 为什么小宝宝多哭闹

哭泣是小宝宝唯一的语言。宝宝通过哭闹来表达自己的需求。一般来说，前 4 个月的宝宝哭闹比较多。主要原因是，宝宝初来乍到，和父母还不熟悉，需要更多的交流才能让父母懂得自己的需求。而 4 个月之后，父母已经熟悉了宝宝的哭声并能做出相对比较合适的反应，宝宝就会减少哭闹。

2. 宝宝为什么哭

（1） 生理需求

宝宝会借由哭泣表达自己的生理需求。比如：饿了、困了、排便了、有嗝、尿布湿了等。对于 6 个月以下的宝宝来说，这种哭泣是占绝大多数的。4 个月以内的宝宝哭泣更多，这是因为他希望通过不断释放这样的信号，让妈妈更了解自己。过了 4 个月之后，如果妈妈和宝宝双方磨合得足够好，妈妈既能准确地理解宝宝的哭声，也能帮助宝宝建立规律的作息，宝宝自然就会哭闹少很多。

对于前 4 个月的宝宝来说，我们过分渲染宝宝的情绪，反而容易误解他发出的需求信号。我就犯过这样的错误。老二 2 个月左右时，在婴儿床里玩床铃，玩了一会就开始哭闹，我想当然地认为：她不想玩了，她烦了。后来我们给她洗澡，脱下纸尿裤之后，才发现她排便了，而且貌似已经很久了。我突然意识到，她在玩床铃时哭闹是因为排便了，而并非有"不愿意"的情绪。

（2） 疼痛或者其他病痛

前4个月的宝宝，很大一部分会有肠胀气，胀气不舒服会导致他哭泣。如果宝宝摔疼了、碰到了，都会不停地哭闹。生了病的宝宝，也会因为病痛而哭闹。

（3） 感到满足

你可能会觉得很奇怪，毕竟，我们普遍认为，宝宝一定是碰上了痛苦和苦恼的事情，才会哭泣。

"喜极而泣"说的就是这种情况。精神分析大师温尼科特在他的书《妈妈的心灵课》上提到了这种哭泣的原因。他认为，宝宝的哭泣是一种身体功能的使用和练习，也是一种锻炼形式，在运用这项身体功能时，宝宝会感到满足。

这也是4个月以内的宝宝哭泣比较多的原因。4个月以内的宝宝还不能灵活地运用自己的身体，不会翻身，不会爬和站，也不会行走。哭泣是他们最初的体育锻炼和熟悉自己身体的开端。就像一个开始学会爬行的宝宝一样，爬行这个技能的突然出现让宝宝感到非常开心。这种哭泣会让宝宝感到喜悦和满足。

（4） 安抚和放松自己

这种哭泣通常出现在入睡前，很多宝宝会在睡前大哭或者小哭一场。我在本书里多次提到，入睡的先决条件是身体和精神的放松。通过这种哭泣，宝宝可以放松下来，安然进入睡眠状态。

我们大概都有经验，宝宝在过度疲劳和过度刺激的状态下，会哭闹得格外厉害。过度疲劳和过度刺激会让宝宝的精神处于过度紧张和混乱的状态。要把身体和精神调整到完全放松的状态，需要的哭泣自然就会多一些，强度会大一些。

很多时候，由于对宝宝哭泣的不理解，全家高度紧张，进而上演各种花式哄睡方式。这反而让宝宝受到了更多的刺激，入睡更加困难。

（5） 有情绪

这种哭闹多出现在 6 个月之后，宝宝会因为分离焦虑，见到陌生人害怕，需求未被满足而哭泣。

3. 如何正确对待宝宝的哭

很多人对待宝宝的哭泣，第一反应都是通过哄来止哭。如果我们并没有搞清楚宝宝哭泣的真正原因，一味哄的话，我们只是暂时抑制了宝宝的哭声，而并没有满足宝宝的真正需求。长此以往，宝宝的需求不能被满足，母子之间的信任关系就很难建立。

对待宝宝的哭泣，我们需要做的是聆听，去判断究竟发生了什么，从而满足宝宝的真正需求。很多时候，宝宝并不是饿了或者其他的原因，只是想哭一哭而已。也并不是所有的哭都需要家长做点什么。

聆听中有一个很重要的点，就是不要把我们的主观想法，主观情绪和感受，甚至是先入为主的判断，投射到宝宝的哭泣中。印度哲学家克里希那穆提（J. Krishnamurti）说："不带评判的观察，是人类智力的最高形式。"然而，不带评判的观察和聆听，对大多数妈妈来说，是非常难做到的。

在咨询中经常有妈妈和我这样说：

- 我家宝宝一放到床上就哭，她不愿意睡觉，她抗拒睡觉。
- 我家宝宝不到 1 小时就哭着要吃奶。

如果我问一个问题：是你觉得她抗拒睡觉还是她真的抗拒睡觉？是你觉得他要吃奶了还是他真的饿了？你可能会回答是"我觉得"。但是这是宝宝的真实意图吗？答案很显然，未必是。

如果我们把主观的情绪意愿加在宝宝身上，就切断了和宝宝顺畅沟通的渠道，反而误解了宝宝发出的真正信号。宝宝放到床上就哭，也许只是想通过哭来安抚一下自己而入眠；宝宝哭闹不是想吃奶，也许只是热了。

然而，对孩子的尊重，其实从婴儿期聆听和处理他的哭声时就开始了。

很多育儿书告诉我们要尊重孩子，学会聆听孩子，但我们往往是在孩子会说话后才拿起这些书。

关于月龄的说明

这里的月龄，是指纠正月龄，也就是按照预产期计算的月龄，而不是实际月龄。月龄越小，就越要使用纠正月龄。

0~1个月宝宝的作息引导

这个阶段的宝宝睡眠都还不错，基本上是吃了睡，睡了吃，宝宝处于清醒的时间非常少，大概45分钟。很多宝宝吃奶就要吃0.5~1小时的时间，基本上这个时间也就是宝宝的清醒时间。

1. 本阶段的作息特点

- 黑白颠倒。有的宝宝一出生或者出生10天左右就昼夜分明了。有的宝宝黑白颠倒会比较严重，比如整个白天都在睡，晚上则要到一两点才入睡或者半夜醒来神采奕奕。宝宝在妈妈子宫里主要依赖妈妈分泌的褪黑激素来调节睡眠，而出生后这种联系就被切断了。此时宝宝自己的褪黑激素分泌调节系统尚未发育成熟，昼夜节律系统无法建立，从而导致了黑白颠倒的问题。

- 宝宝白天睡眠很少。有的宝宝会在出生两周后出现这个问题，有的宝宝则没有这样的问题。这个阶段的宝宝平均清醒时间 45 分钟，并不适用于所有的宝宝。造成这个问题的原因可能是有的宝宝听觉和视觉发育得比较快，能更早地接收来自这个世界的声音和光线的刺激。这些刺激在一定程度上超出了宝宝的承受能力，也就是我们常说的过度刺激，从而导致宝宝难以入睡。

- 各种生理问题，比如：肠胀气、胃食管反流、肠绞痛等，在本阶段后期开始出现。而多嗝、大便次数比较多的宝宝，通常在睡眠时更容易被嗝或者大便弄醒，不太容易有连续的睡眠。

2. 本阶段的作息引导

（1） 规律喂养

这个阶段我们主要关注规律喂养，规律喂养是睡眠的基础。对于宝宝来说，吃得饱，才能睡得好；吃得规律，才能睡得规律。

如果是母乳喂养，宝宝出生 1～2 周左右，大部分妈妈的泌乳就比较稳定了，这时就可以开始规律喂养了。一般来说，这个阶段的宝宝，喂奶时间间隔都可以达到 2.5～3 小时。如果是配方奶粉喂养，大部分家长都会很自然地遵守这个喂养间隔。

我在第二章谈到过，大家普遍有一个认知，就是母乳要按需喂养，奶粉要按时喂养。这里我要特别解释一下"按需喂养"和"按时喂养"。现在母乳喂养都推荐按需喂养，但好多新手妈妈因为误读宝宝的"需"，而掉进了"按需喂养"的大坑。

新生宝宝哭闹很多，新手妈妈往往认为哭闹的原因就是饿，然后直接塞奶。奇怪的是，小宝宝还是会吃的。因为刚生下来的宝宝都有吮吸反射，别说是奶，给他类似奶头的东西，比如手指，他也是会吮吸的。结果，按需喂养就变成了按哭喂养，孩子一天都在哭，就一天都在吃奶，彻底没时间睡个好觉了。

如果我们引导按时喂养了，会发现"按时喂养"和"按需喂养"并不矛盾。按照时间来喂养，往往孩子的饥饿信号和喂养时间也是重合的。

最重要的是，如果我们按时喂养，就不会陷入宝宝困了哭闹，我们却以为是宝宝饿了，而宝宝饿了，我们又开始哄宝宝睡觉的混乱局面。经常有妈妈向我咨询：如何通过哭声来判断宝宝饿了。虽然书上有各种哭声的分辨方式教新手父母如何分辨宝宝饿了，但是如果不配合时间的规律，新手父母还是很难分辨的。规律喂养后，父母能很容易分辨宝宝的饥饿信号。

值得注意的是，如果这个阶段的宝宝吃了就睡，睡了就吃，也不需要刻意将吃和睡完全分开。因为这个阶段的宝宝清醒时间很短，清醒的时间就是他们吃奶的时间。但是如果宝宝吃完奶还没有完全睡过去，我们可以通过拍嗝和包襁褓的方式来隔断睡眠和吃奶之间的联想。

为什么这个阶段的规律喂养这样重要呢？

规律喂养，拉长喂奶间隔，才能让宝宝有足够的时间睡长觉。很多宝宝在这个阶段的状态是，吃一点就睡着了（因为吃奶很累），没吃饱就睡不长，然后睡一会就又醒了。这样下来，宝宝既没吃好，也没睡好。因为睡的都是小短觉，缺乏一个有修复作用的大长觉。

规律喂养也会缓解肠胀气。对于母乳喂养的宝宝来说，如果喂奶太频繁，宝宝吃到的往往都是前奶。前奶的成分以水为主，且含有丰富的乳糖，后奶含有丰富的脂肪和蛋白质。如果宝宝吃不到后奶，自然容易饿。而前奶中的乳糖很容易加剧肠胀气症状。

规律喂养才能让宝宝的饥饿和消化规律慢慢固定下来，让宝宝的新陈代谢稳定，从而为夜间连续的睡眠打下基础。

我在养老大的前两个月就是掉进了"按需喂养"的坑，一个小时甚至半个小时就喂一次。每次我都尝试把手指头放在她嘴边看看，结果她每次都直接过来找。其实这是吮吸反射，我却误认为她饿了，就给她喂奶。这导致了她在第 2 个月白天很难睡长觉。后来她 3 个月左右我采取规律喂养，作息也很快变得有规律。老二因为一直是定时喂养的，差不多 2 个多月时就开始有了比较规律的作息。

（2） 黑白颠倒，我们能做什么

这个阶段我们可以在夜幕降临时将家里所有的灯光调暗，让宝宝感受到夜间的来临。选择一个固定的时间，大概在晚上 9 点（有的宝宝可以 8 点，甚至 7 点）作为宝宝的入夜时间。在这之前的清醒时间里进行睡眠程序。

如果白天宝宝小睡时间超过了 3 小时，唤醒他吃奶。相反，如果宝宝晚上并没有哭闹要吃奶的话，是不必要唤醒吃奶的。这表明宝宝已经具备了区分白天黑夜的能力，我们唤醒宝宝反而会打断他的睡眠。

夜间喂奶时要在较暗的灯光下进行，可以开一盏小夜灯，如果妈妈夜视能力比较强，甚至可以不开灯。切忌喂奶时逗宝宝，大声说话。如果不必要，不需要每次醒来都换纸尿裤。大的原则就是夜间尽量减少干预和刺激。

白天要保持睡眠环境的明亮，以便宝宝区别白天和黑夜。白天清醒时要让宝宝暴露在自然光之下。太阳光有助于宝宝褪黑激素的分泌，加快昼夜节律系统的建立。

1~2 个月宝宝的作息引导

1. 本阶段的作息特点

这个阶段的宝宝既有好消息，也有坏消息，对父母的养育挑战也多了起来。很多妈妈在出了月子之后，身体恢复，开始亲自带宝宝。

好消息是这个阶段中 1.5~2 个月是一个很特别的时期，宝宝在这个阶段的睡眠会有很多好的变化。很多宝宝在 1.5 ~ 2 个月时黑白颠倒的情况消失了，夜间连续睡眠时间开始变长，少部分"天使宝宝"在 1.5 个月左右夜晚第一觉可以睡 6 ~ 8 小时，大部分宝宝第一觉也可以睡到 4 小时左右。睡得好的宝宝夜奶次数大部分在 1 ~ 3 次。这个阶段的睡眠总量为 15 ~ 16 小时，夜间为 9 ~ 10 小时，白天为 5 ~ 7 小时。

1.5 ~ 2 个月时，很多宝宝夜间入睡的时间突然固定了下来，有的宝宝会在傍晚 6 点左右，有的宝宝会在晚上七八点左右。我的两个宝宝的夜间入睡时间都在这个月龄段固定在了傍晚 6 点多。当然，我也观察到部分宝宝在这个月龄段还有黑白颠倒的问题。

坏消息是很多新的睡眠问题出现了，尤其是白天。很多宝宝出现了白天入睡困难、小睡短的情况。刚出生 1 个月时不停睡睡睡的宝宝突然从这个月龄开始只睡 20 ~ 30 分钟的小短觉。造成这个问题的原因依然是来自这个世界的各类刺激。出生 1 个月后的宝宝普遍视觉和听觉发育了，声音、光线给他们的感官带来的刺激更大了，超过了他们的负荷，白天自然会睡不好。

这个阶段的很多宝宝都有小睡短的问题。除了感官刺激超过了宝宝的负荷外，另一个原因就是宝宝没有机会学会连接两个睡眠周期。

相比夜晚，白天的睡眠周期之间的连接更困难一些。原因是什么呢？夜晚的睡眠受褪黑激素分泌的影响，而夜间褪黑激素的分泌是连续的。在褪黑激素的影响下，睡眠连接相对会容易一些。而白天的睡眠受睡眠压力影响，当睡够了一个睡眠周期后，睡眠压力就没有那么大了，自然不容易再睡过去。

宝宝小睡短一般发生在 4 个月以内，往往是我们对宝宝小睡的一些误解而造成的。

情景 1：

宝宝睡了一个睡眠周期后醒来哭闹，父母以为宝宝不睡了，就把宝宝抱起来。这时往往是早期我们对宝宝哭闹的理解有误，把宝宝的哭声理解为

"抗议"，从而忽略了哭声中所表达的需求或者正面含义。宝宝其实是在表达他没睡够，还需要继续睡。

情景2：

宝宝睡了一个睡眠周期后，微微睁开眼睛，正在发愣。父母以为孩子彻底醒来了，就把孩子抱起来。这时其实宝宝未必是彻底不想睡了，可能只是在两个睡眠周期之间短暂地醒来。父母太心急了，就误认为宝宝不睡了。我特别不建议父母整天盯着宝宝睡觉，原因就在于此。如果这种情况下，父母在忙着自己的事情，可能就会没那么着急把宝宝抱起来，宝宝也许就会睡过去了。

情景3：

宝宝睡了一个睡眠周期后，睁开大眼睛，好奇地看着周围，甚至开始咿咿呀呀说话。当我们走过去时，宝宝朝我们笑了。我们以为宝宝不睡了，就把宝宝抱起来。我的经验是，有部分宝宝会在清醒一小会后，继续睡过去。如果我们过早把宝宝抱起来，就错失了让宝宝自己接觉的机会。

以上这些情况的确很迷惑人，让人很难判断宝宝是否需要继续睡。我们要如何判断呢？如果我们把宝宝抱起来40分钟以内，发现宝宝很快又困了，这种情况其实是宝宝没睡够，还需要继续睡。

根据上面的情景，我们可以得出结论：与其说是培养宝宝的自主接觉能力，不如说是不干扰和不打断宝宝的自主接觉。如果宝宝在自主接觉时已经被干扰了，造成了白天小睡短的问题，我们应该如何引导呢？我会在后面自主入睡引导的章节中详述这个问题。

另一个坏消息是部分宝宝的黄昏闹和肠胀气在这个月龄段会达到高峰。黄昏闹时会哭闹更厉害，肠胀气会导致后半夜频繁醒来。也有少部分宝宝在这个阶段黄昏闹会消失。

2. 本阶段的作息引导

首先我们要通过引入睡眠程序将宝宝的夜间入睡时间固定下来，基本可以固定在晚上 6~8 点之间。大部分的宝宝会在早晨六七点醒来，有一部分睡眠需求量很高的宝宝甚至会睡到早晨八九点。如果是这种情况，在这个阶段不建议将宝宝叫起来。这部分晚上睡得早，早晨起得晚的宝宝会在 3 个多月龄后自动变成早晨 7 点左右起床。大家大可不必着急，现在可以尽情享受和宝宝一起睡懒觉的日子。

这个阶段可以将宝宝的吃和睡分开。因为这个月龄段的清醒时间大概有 1 小时，扣除半个小时的吃奶时间，宝宝还有半个小时可以玩。白天宝宝在清醒 1 小时左右后就会出现睡眠信号，然后就应该立即安排小睡。吃奶时间可以按照 3~3.5 小时的间隔来安排。

这个阶段的很多宝宝白天小睡并没有任何规律。有的宝宝一个上午都在睡，下午则睡很多小短觉。有的宝宝上午不怎么睡，下午几乎都在睡，甚至直接入夜。所以这个阶段的作息重点在于，按照睡眠信号来安排小睡，让宝宝睡足、睡够，不要过度疲劳。

可以将每次喂奶时间安排在小睡醒来之后，吃完奶玩一会再睡。在白天最长的小睡之前，可以尝试将喂奶间隔时间拉长至 3.5 小时。但是由于小睡时间不固定，喂奶时间有时候会和安排小睡的时间冲突。

这个阶段需要注意的是，无论宝宝白天可以睡多长，超过 3 小时后都要叫起来，这样才不会让黑白颠倒的问题继续发生。

以晚上 7 点左右入睡的宝宝为例，1 次夜奶的宝宝会在 2~3 点吃一次夜奶，2 次夜奶的宝宝会在 0~1 点和 4~5 点各吃一次夜奶，3 次夜奶的宝宝会在 11 点、2~3 点和 5 点左右各吃一次夜奶。

2~4 个月宝宝的作息引导

1. 本阶段的作息特点

这个阶段的睡眠依然有部分受天生的影响，但是后天的引导和习惯的养成已经开始起作用了。很多宝宝的睡眠就是在这个阶段改善的。如果宝宝身体健康，这个阶段也是养成良好睡眠习惯的最佳时机。

这个阶段宝宝的睡眠会有更多的好消息。肠胀气、黄昏闹、胃食管反流等一些影响宝宝睡眠的生理因素开始缓解或者消失。

- 从2.5个月开始，宝宝黄昏闹的症状消失，最晚也会在4个月左右消失。
- 3个月左右，困扰很多家庭的宝宝肠胀气问题开始缓解，有的宝宝会在4个月左右彻底摆脱肠胀气，有的宝宝会在6个月左右不再有肠胀气。
- 生理性的胃食管反流也会在这个阶段慢慢好转。比较严重的，甚至是病理性的胃食管反流，则需要更长的时间才能好转。
- 很多宝宝的大便次数开始变少，一天一次甚至两三天才一次，有了所谓的"攒肚"。

这个阶段是睡眠规律引导和形成的重要时期。大部分宝宝会在3~4个月时形成独特的睡眠规律。

2个月左右时有很多宝宝会自主入睡了，有的宝宝玩着玩着就自己睡着了，也有的宝宝学会了吃手，吃着吃着就自己睡了。

宝宝夜间的睡眠变得更连续。从2个月开始，很多宝宝的夜晚第一觉能睡到6~8小时，还有的"天使宝宝"在3个月左右时甚至可以连续睡12小时而不需要夜奶。如果宝宝睡得好，夜奶/夜醒应该在1~2次；如果宝宝有3次夜奶/夜醒，妈妈觉得不是太大的困扰，那问题也不大。

宝宝白天的睡眠开始有了规律。这个阶段宝宝白天的清醒时间从 1 小时延长到了 1.5 小时，有少数宝宝在 3 个月左右时就可以清醒 2 小时了。大部分宝宝白天小睡时可以睡长觉了，有部分宝宝白天依然小睡短，30 分钟左右必醒。大部分宝宝白天需要 3~4 次小睡，有部分宝宝需要 5 次甚至更多。

以晚上 7 点左右入睡为例，大部分宝宝早晨起床时间在 3 个月后会固定在六七点，有一些夜间能睡到 12 小时以上的宝宝则仍要睡到八九点，且时间不固定。这个阶段不一定要刻意按照有些睡眠书上建议的那种 7 点叫起来的做法，请继续尽情享受和宝宝睡懒觉的机会。因为不久的将来，宝宝就会"起得比鸡还早"，这个懒觉就会消失。注意，这里仅仅指的是在晚上 7 点左右入睡，且夜间睡眠超过 12 小时的宝宝。

这个阶段宝宝总体的睡眠量应该在 15 小时左右，夜间为 10~12 小时，白天为 3~5 小时。

2. 本阶段的作息引导

如果上个阶段还没有固定宝宝的夜间入睡时间，这个阶段请务必把夜间入睡时间固定下来，因为夜间生物钟会在这个阶段出现并巩固下来。

这个阶段白天的引导重点是**观察**，抓住睡眠信号，及时安排入睡。另一个重点是，接觉，确保宝宝白天能有一个超过 1.5 小时的长觉，这样宝宝才不会太累。关于接觉的方法我会在第六章讨论。

这个阶段家长要注意的是，白天小睡时如果宝宝只睡了 30~45 分钟，一定不要看到宝宝醒了就把宝宝抱起来，观察 10 分钟左右再做决定也不迟。

白天的喂奶时间可以按照 3~4 小时的间隔来安排，需要将每顿奶的时间固定下来。为了避免奶睡，可以将喂奶时间安排在两次小睡之间，且离入睡时间至少 1 小时。傍晚可以安排密集喂奶，2 小时喂一次奶。

以晚上 7 点左右入睡的宝宝为例，1 次夜奶的宝宝会在 3 点左右吃一次夜奶，2 次夜奶的宝宝会在 0~1 点和 4~5 点各吃一次夜奶，3 次夜奶的宝宝会在 11 点、2 ~ 3 点和 5 点左右各吃一次夜奶。

以下是 3 个月左右早晨 7 点起床的宝宝，几个常见的作息案例。仅供参考，切勿生搬到自己宝宝的身上。要注意的是，每个宝宝的内在睡眠节律是有差别的，家长通过观察和记录，找到适合自己宝宝的作息规律才是最重要的。为了让作息看起来简洁明了，我只列出了睡眠和吃奶的安排，玩耍和户外活动，父母可以根据天气情况和家庭事务酌情安排。

作息案例 1：

7:00　起床，喂奶

8:30 ~ 10:00　小睡

10:30　喂奶

11:30 ~ 14:00　小睡

14:00　喂奶

15:30 ~ 16:00　小睡

17:00　喂奶

17:30 ~ 18:00　小睡

19:00　喂奶

19:30　夜间入睡

2 次夜奶　00:00 ~ 1:00 和 4:00 ~ 5:00

或者 1 次夜奶　3:00

作息案例 2：

7:00　起床，喂奶

8:30 ~ 10:30　小睡

10:30　喂奶

12:00 ~ 14:00　小睡

14:00　喂奶

15:30 ~ 17:00　小睡

17:00　喂奶

18:30　喂奶

19:00　夜间入睡

2次夜奶　00:00 ~ 1:00和4:00 ~ 5:00

或者1次夜奶　3:00

作息案例3:

7:00　起床，喂奶

8:30 ~ 9:30　小睡

10:30　喂奶

11:00 ~ 14:00　小睡

14:00　喂奶

15:30 ~ 16:00　小睡

17:00　喂奶

17:30 ~ 18:00　小睡

19:00　喂奶

19:30　夜间入睡

2次夜奶　00:00 ~ 1:00和4:00 ~ 5:00

或者1次夜奶　3:00

4 ~ 6 个月宝宝的作息引导

1. 本阶段的作息特点

进入这个阶段，几乎所有影响睡眠的生理因素，肠绞痛、肠胀气、生理性胃食管反流、打嗝、大便次数多等问题都消失了。这个阶段的睡眠质量主要取决于后天习惯的养成。

这个阶段宝宝的清醒时间普遍在 2 小时左右，极少数宝宝可以清醒 2.5 小时甚至 3 小时。大部分宝宝白天开始有 3 次小睡，也有小睡短的宝宝白天仍然需要 4 次小睡。

如果前期引导得好，大部分宝宝会形成自己独特的作息规律。这个阶段普遍的作息规律有以下几种：

- 上午小睡 1.5 小时，中午小睡 1.5 小时，30～45 分钟的黄昏觉。
- 上午小睡 30～60 分钟，午睡超过 2 小时，30～45 分钟的黄昏觉。
- 上午两个不超过 45 分钟的短觉，下午一个超过 1.5 小时的长觉。

夜间睡眠超过 12 小时的宝宝，此时夜间睡眠会变成 12 小时甚至 11 小时，早晨起床时间会变成 7 点甚至更早。

睡得好的宝宝夜奶次数为 1～2 次，甚至有的"天使宝宝"一整夜不需要夜奶。

很多宝宝在这个阶段会出现早醒问题，开始在早晨 5 点左右就醒来了。如果宝宝的作息不规律，甚至会出现半夜起来玩 1～2 小时的情况。

这个阶段会出现一次让很多妈妈谈虎色变的问题：4 个月的睡眠倒退。下面我就详细解释一下 4 个月的睡眠倒退。

2. 宝宝 4 个月的睡眠倒退

（1） 睡眠倒退的表现

4 个月的睡眠倒退波及的宝宝很多，大多数是依赖奶睡、抱睡的宝宝，极少数是自主入睡的宝宝。4 个月的睡眠倒退的表现听起来也很糟糕：

- 从夜间醒 1～3 次变成频繁夜醒。
- 有部分宝宝半夜会长时间（1～2 小时）醒来玩耍。

- 白天从 2～3 小时的长觉变成 30～40 分钟的短觉，且接不上觉。
- 因为学会翻身而入睡困难也会出现。

（2） 睡眠倒退的原因

这个阶段睡眠倒退的原因主要有两个：睡眠模式的变化和大运动的影响。

睡眠模式的变化

这个阶段宝宝的睡眠模式开始向成人的睡眠模式转变。前面提到过，睡眠分为快速眼动睡眠（REM 睡眠）和非快速眼动睡眠（Non-REM 睡眠），即我们常说的活动睡眠和静止睡眠。宝宝到了这个月龄段，两种睡眠的转换会和成人一样，更明显一些。也就是说，睡眠周期之间的转换点更清晰了。很多不能自主入睡的宝宝开始在睡眠周期转换点醒来后不能自己再次入睡，就造成了频繁夜醒，白天小睡短。

另外需要特别说明的一件事情是，很多妈妈会在这个阶段将宝宝的频繁夜醒误解为"猛涨期"，然后开始频繁喂夜奶。

大运动的影响

另一个坏消息就是，宝宝往往在这个时期学会了翻身。每个睡眠周期转换点之间，醒来的宝宝开始翻身且无法控制身体，导致难以再次入睡。

- 宝宝初学翻身，并不能很好地控制自己的身体，入睡就会翻趴下而哭闹，导致入睡困难。睡梦中也无法控制自己的身体，半夜没能控制自己而趴下，就被自己的新姿势吓醒了，然后开始大哭。
- 宝宝学会了新技能后往往过度兴奋，入睡时不停地翻，半夜也会在睡梦中练习，导致入睡困难和频繁夜醒。
- 有的宝宝由于过度兴奋，交感神经一直处于兴奋状态，往往会在醒来后很难再次入睡，甚至出现半夜醒来玩一两个小时的情况。

（3） 睡眠倒退的另一种解读

4个月的睡眠倒退其实给了我们一个全新的机会和角度来看待宝宝的睡眠问题。我自己一个很深的感悟就是：我们看到宝宝有问题，其实并不是宝宝的问题，往往是我们没能跟上宝宝成长的步伐。睡眠问题亦如此。

宝宝4个月时的睡眠模式和运动能力都发生了很大的变化，这其实是在告诉父母：我们以前的哄睡模式可能已经完全不合适了，他需要一种全新的入睡方式。

宝宝4个月时的睡眠模式向成人睡眠模式变化，意味着我们要用成人的入睡方式来对待宝宝了。我们成人基本是自主入睡，也会在睡眠周期转换点醒来，只不过，我们在醒来之后翻个身或睁开眼睛看一下，就继续睡过去了，很多时候我们压根不知道自己醒来了。

而对宝宝来说，如果他具备自主入睡的能力，且我们又给了他机会，而不是一动一哼哼就抱起来，那宝宝夜间可能也只是翻个身或者睁开眼睛看一下，甚至哼哼一下，小哭两声，就继续睡了。

对会翻身的宝宝来说，这意味着很快他能像我们成人一样，能完全掌控自己的身体。左侧睡得不舒服，就换到右侧睡；平躺睡累了，就换成趴睡。

案例　　　　文文，女宝宝，5个半月。睡眠一直不太好，但是4个月左右出现了严重的睡眠倒退，夜醒频繁，白天小睡短，毫无规律，且早晨5点左右就醒来了。全天的睡眠总量只有11～12小时。

调整前的作息时间：

5:00　起床

2～4次30～45分钟的小睡，时间不固定

21:00　夜间入睡

经过几天的观察发现，文文的清醒时间只有 2 小时，且晚上的生物钟在 7 点半到 8 点之间。考虑到文文如果 2 次夜奶，第 2 次夜奶就会在早晨 5 点左右，醒来后吃完难以入睡，我们便把夜奶调整为一次，夜奶时间定在了 3 点或者 3 点以后。3 周后，文文的睡眠总量变成了 14 小时左右，作息时间大概变成如下情况：

7:00　起床，喂奶

8:30　辅食

9:00 ~ 10:30　第一次小睡

11:30　喂奶

12:30 ~ 14:00　第二次小睡

15:30　喂奶

16:00 ~ 16:30　第三次小睡

19:30　喂奶

20:00　夜间入睡

4:00　喂奶

妈妈反馈：

这个作息时间一直维持到了 10 个月左右，白天三觉并两觉时。

点评：

4 个月的睡眠倒退如果不及时处理，很容易变成长期的倒退。

如果宝宝容易在早晨 5 点左右醒来后难以入睡，可以尝试减少夜奶次数，夜奶很可能是宝宝早晨 5 点就醒来的原因。另外，入睡太晚也是造成早醒的原因。

3. 本阶段的作息引导

白天的喂奶时间间隔在这个阶段可以调整为 4 小时了，且每一次的喂奶时间都要固定下来。以宝宝早晨 7 点起床为例，喂奶时间基本可以固定在 7 点、11 点、15 点和 19 点。

这个阶段很多宝宝的睡眠信号已经消失，要按照 2 小时的清醒时间来安排小睡，并尽可能固定每一觉的入睡时间，培养宝宝的白天生物钟。

夜间要基本固定夜奶时间，因为夜奶时间固定，早晨起床时间也就固定，一天的作息时间也会变得规律。

这个阶段宝宝容易在早晨 5 点多醒来，不要误以为宝宝不睡了，直接抱出去玩，应按照夜醒的方式来处理早醒，让宝宝继续睡。

下面是几个作息时间样本，仅供大家参考，这并不是所有的情况，不同的宝宝会有适合他自己的作息时间。

作息案例 1：

7：00　起床，喂奶

9：00～10：00　小睡

11：00　喂奶

12：00～14：00　小睡

15：00　喂奶

16：30～17：00　小睡

18：30　喂奶

19：00　夜间入睡

2 次夜奶　00：00～1：00 和 4：00～5：00

或者 1 次夜奶　3：00

作息案例 2：

7:00　起床，喂奶

9:00～10:30　小睡

11:00　喂奶

12:30～14:00　小睡

15:00　喂奶

16:30～17:00　小睡

18:30　喂奶

19:00　夜间入睡

2 次夜奶　00:00～1:00 和 4:00～5:00

或者 1 次夜奶　3:00

作息案例 3：

6:00　起床，喂奶

8:00～9:00　小睡

10:00　喂奶

11:00～11:30　小睡

13:00　喂奶

13:30～16:00　小睡

16:00　喂奶

18:00　喂奶

18:30　夜间入睡

2 次夜奶　00:00～1:00 和 4:00～5:00

或者 1 次夜奶　2:00

案例 3 比较特别，通常这样的宝宝喂奶时间间隔比较难变成 4 小时，但是如果宝宝奶吃得好，睡得也好，这个规律也是很棒的。

6~9 个月宝宝的作息引导

1. 本阶段的作息特点

这个阶段是进一步分化的阶段，睡眠习惯好的宝宝会睡得更好，睡眠习惯不好的宝宝也会继续不好。也有一部分之前睡得好的宝宝在这个阶段会睡不好，抱睡和奶睡之前都睡得很好的宝宝可能会在这个阶段频繁夜醒。因为这个阶段影响宝宝睡眠的生长发育因素非常多，大部分宝宝开始出牙，并学会了坐和爬，有部分宝宝已经学会了自主扶站，能扶着床栏杆自己站起来。

宝宝从 6 个月开始添加辅食，随着辅食添加品种的丰富和数量的增加，夜间睡眠比较好的宝宝会从 2 次夜奶自动减少到 1 次夜奶，然后自己断掉夜奶。有的宝宝仍然会在 4~5 点的清晨吃一顿奶，这顿奶也叫晨奶。而睡眠不好的宝宝则会频繁夜奶/夜醒，夜奶摄入过多导致白天没有胃口吃辅食，影响辅食的添加进度。

很多宝宝的清醒时间变成 2.5~3 小时。部分白天已经有生物钟的宝宝则不受这个清醒时间的影响，2 次小睡时间固定在早晨 9 点和下午 1 点左右。

大部分宝宝在这个阶段傍晚的小睡，也就是我们俗称的"黄昏觉"消失。有的宝宝 6 个月时就消失了，有的宝宝则要 9 个月甚至 10 个月时才消失。上午 2 次小睡的宝宝也会变成上午只有 1 次小睡了。

黄昏觉刚开始消失时，部分宝宝会在夜间入睡后 30~45 分钟醒来大哭，主要原因是这部分宝宝把晚上入睡后的 30~45 分钟当成了黄昏觉。这个哭闹虽然比较猛烈，但是很容易再次入睡。能自主入睡的宝宝，妈妈可以稍微等几分钟，宝宝都可以自己睡过去。当宝宝适应了 2 次小睡的作息后，这个情况就会消失。

2. 宝宝 8 个月的睡眠倒退

8 个月左右时宝宝还会有一次睡眠倒退，相比 4 个月时的睡眠倒退，这次睡眠倒退并不是太明显。主要表现是：

- 夜醒次数变多。
- 受大运动发育的影响，宝宝入睡可能会变得困难。

造成这次睡眠倒退的原因比较明显，主要是生长发育因素和白天三觉并两觉造成的作息不规律。

- 出牙。大部分宝宝会在这个阶段密集出牙。奶睡、抱睡的宝宝在出牙期间会更加频繁地醒来吃奶或者需要抱哄。
- 大运动发育。这个阶段的宝宝往往会爬会站了。刚刚会爬的宝宝会在入睡时兴奋地爬来爬去，而会站的宝宝则站着不肯倒下睡觉。
- 分离焦虑。这个阶段是宝宝的第一次分离焦虑期。有的宝宝会因为分离焦虑而在夜间更频繁地醒来。
- 有的宝宝在黄昏觉消失后，午睡到夜间入睡的时间间隔太长，从而导致过度疲劳，造成入睡困难，夜醒次数变多。

3. 本阶段的作息引导

这个阶段白天作息的重点是固定每一觉的时间。白天也养成生物钟，会给入睡带来很大的惊喜。但是，有一点需要注意的是，如果上一个阶段宝宝已经形成了白天生物钟，则不需要人为拉长清醒时间。也就是说，如果宝宝在4~6个月时已经形成了早晨7点起床，9点第一次小睡的习惯，那到了本阶段依然可以保持这个作息，不必要人为把宝宝的第一次小睡调整到10点。

添加辅食后，可以根据宝宝的情况，将第一顿辅食放在上午不同的时间段。几乎不吃夜奶的宝宝可以把第一顿辅食安排在早餐时间。夜奶吃了很多的宝宝，可以将第一顿辅食安排在第一次小睡之后或者午餐时间；第二顿辅食，可以安排在晚餐时间。

最关键的是，和吃奶一样，添加辅食的时间一定要固定下来。想想我们一日三餐的时间基本固定，宝宝的辅食就是未来的一日三餐，当然有固定的必要。

随着辅食的添加，8个多月的宝宝如果肉蛋菜和主食都有摄入，就可以取消下午3点左右那次奶了，而变成一日三顿奶和两顿辅食。

4. 三觉并两觉

对有些宝宝来说，黄昏觉的消失是一个很自然的过程，表现就是黄昏觉彻底睡不着了。对待这种情况，在宝宝黄昏觉刚刚消失时，需要将夜间入睡时间提前0.5~1小时，等到宝宝完全适应了白天两觉的作息，再将夜间入睡时间调整回原来的时间。

而有些宝宝的黄昏觉睡得太晚，从而导致夜间入睡过晚，早晨照旧起得比较早，造成夜间整体睡眠量减少。有的宝宝会因为这种情况而频繁夜醒或者早醒。如果这个阶段的宝宝傍晚5点30分甚至6点才睡黄昏觉，那夜间入睡时间就有可能变成9点，而早晨不到6点就已经不睡了。这种情况需要我们人为取消黄昏觉，然后把夜间睡眠时间暂时提前0.5~1小时。等到宝宝完全适应了两觉的作息，再将夜间入睡时间调整回原来的时间。

也有的宝宝会存在两觉和三觉并行的情况。同样的情况，如果白天两次小睡，夜间睡眠时间需要提前0.5~1小时。

案例

仔仔宝宝，8个月。

调整前的作息时间：

6:00　起床

9:00~10:00　小睡

13:00~15:00　小睡

17:30~18:00　小睡

20:30　夜间入睡

调整前一个重要问题是，宝宝已经8个月了，由于黄昏觉过晚，夜间入睡也很晚，夜间整体睡眠时间短，大概只有9.5小时，全天加起来只有13小时。我建议妈妈取消黄昏觉，经过了两周的调整，仔仔的作息时间变成了下面的样子：

6:30　起床

9:30～11:00　小睡

14:00～15:30　小睡

19:30　夜间入睡

黄昏觉取消后，夜间入睡时间提前，早晨起床时间反而推迟到了6点半左右，夜间整体睡眠时长从原来的9.5小时变成11小时，全天加起来从原来的13小时变成14小时。

下面的作息案例是以并觉后为例：

作息案例1：

7:00　起床，喂奶

8:00　辅食

9:30～10:30　小睡

12:00　喂奶＋水果

13:30～15:30　小睡

16:00　辅食＋喂奶（这顿奶会在8个多月时取消）

18:30　喂奶

19:00　夜间入睡

5:00　晨奶

或者无晨奶

作息案例 2：

7：00　起床，喂奶

8：00　辅食

9：30～11：00　小睡

12：00　喂奶 + 水果

14：00～15：30　小睡

16：00　辅食 + 喂奶（这顿奶会在 8 个多月时取消）

18：30　喂奶

19：00　夜间入睡

5：00　晨奶

或者无晨奶

作息案例 3：

7：00　起床，喂奶

8：00　辅食

10：00～11：00　小睡

12：00　喂奶 + 水果

14：00～16：00　小睡

16：00　喂奶（这顿奶会在 8 个多月时取消）

17：30　辅食

19：30　喂奶

20：00　夜间入睡

5：00　晨奶

或者无晨奶

作息案例 4：

7：00　起床，喂奶

8:00　辅食

10:00~11:30　小睡

12:00　喂奶 + 水果

14:30~16:00　小睡

16:00　喂奶（这顿奶会在 8 个多月时取消）

17:30　辅食

19:30　喂奶

20:00　夜间入睡

5:00　晨奶

或者无晨奶

注意：如果早晨还保留了 5 点的晨奶，可以在 7 点起床后不再喂奶，直接在 8 点吃辅食，并根据辅食的摄入情况稍微补一些奶。

9~12 个月宝宝的作息引导

1. 本阶段的作息特点

这个阶段依然是进一步分化的阶段，睡眠习惯好的宝宝会睡得更好，睡眠习惯不好的宝宝也会继续睡不好。影响睡眠的生长发育因素，出牙等的影响会继续存在。大部分宝宝在这个阶段都会扶站了，这对睡眠会有一定的影响。

这个阶段的辅食可以安排丰富的一日三餐，每餐吃饱吃好，部分还保留晨奶的宝宝会在一日三餐后自动将晨奶断掉。

这个阶段宝宝白天的清醒时间是 3~3.5 小时。因为清醒时间变长，有的宝宝或者晚上睡得晚，或者早晨醒得比较早。有稳定生物钟的宝宝，本阶段和上一阶段的作息时间几乎没有变化。

值得注意的是，有的宝宝会在 10 个月左右时出现短暂的睡一觉的情况。即宝宝突然开始白天睡一觉，这种情况持续的时间不长，宝宝很快又会睡回两觉。极少数的宝宝会在这个阶段白天变成只睡一觉，可能是家长的人为干预导致的。

2. 本阶段的作息引导

如果宝宝已经在上个阶段完成三觉并两觉，这个月龄段只要延续上一阶段的两觉作息时间就可以了。白天重点依然是固定每一觉的时间，养成生物钟。

夜间入睡时间依然固定在 7 ~ 8 点之间，因为夜间依然有生物钟存在。不建议因为月龄变化就故意推迟夜间入睡时间，因为和上一阶段相比，这个阶段夜晚的睡眠需求量依然没有太大变化，人为推迟入睡时间会造成夜间整体睡眠时长变短。

这个阶段大部分宝宝都会爬了，会非常好奇，如果运动量不足可能会导致宝宝入睡比较慢。这个阶段要加大活动量。有些家庭出于安全和卫生考虑，依然把孩子的活动空间限制在爬行垫上或者大床上，这个是远远不够的。我们可以把家里打扫干净，把危险物品收起来，让他在整个家里尽情地爬。

作息案例 1：

7：00　起床，喂奶

8：00　早餐

9：30 ~ 10：15　小睡

12：00　午餐

13：00　喂奶

13：30 ~ 15：30　小睡

17：00　晚餐

18：30　喂奶

19：00　夜间入睡

作息案例 2：

7：00　起床，喂奶

8：00　早餐

9：30～11：00　小睡

12：00　午餐

13：00　喂奶

14：00～15：30　小睡

17：00　晚餐

18：30　喂奶

19：00　夜间入睡

作息案例 3：

7：00　起床，喂奶

8：00　早餐

10：00～10：45　小睡

12：00　午餐

13：00　喂奶

14：00～16：00　小睡

17：30　晚餐

19：30　喂奶

20：00　夜间入睡

作息案例 4：

7：00　起床，喂奶

8：00　早餐

10：00～11：30　小睡

12：00　午餐

13:00　喂奶

14:30～16:00　小睡

17:30　晚餐

19:30　喂奶

20:00　夜间入睡

1～1.5 岁宝宝的作息引导

很多家长以为熬过了第一年，宝宝的睡眠问题就彻底好了。然而，很多家长并没有等来一个"天使宝宝"，反而原本睡得很好的宝宝在这个阶段开始频繁夜醒。这个阶段到底发生了什么呢？

1. 两觉并一觉

首先作息时间上的一个大变化就是并觉。很多宝宝最早 1 岁，最晚 1 岁半，开始了两觉并一觉的过程。相比 6～9 个月时的三觉并两觉，两觉并一觉的过程更长一些，给家长带来的烦恼也更多一些。

在这个过程中，两觉和一觉并存的情况可能会存在 2～4 周。如果宝宝起床比较早，可能当天就需要安排两觉；如果宝宝起床比较晚，可能当天就只需要安排一觉。

这个阶段会出现以下这些比较尴尬、让家长束手无策的情况，我分别给出了解决方案：

难题 1：

上午小睡时在原来的时间怎么都哄不睡了，宝宝却在上午 11 点多就撑不住了，开始午睡，睡了 1.5～2 小时到下午 1 点多。然后下午 5 点左右又困了，不得已睡了个黄昏觉。晚上入睡就会很晚，可能要到 9 点甚至 10 点。

方案1：

这种情况下可以尝试陪宝宝多玩一会，让宝宝坚持到中午12点或者12点半，午睡2小时。晚上可以安排在6点半左右入睡。

方案2：

如果执行方案1时午睡无法睡到1.5小时，导致下午清醒时间过长，或者无法撑到中午12点以后午睡，可以在上午11点时让宝宝小睡20~30分钟再叫起来，然后在下午1点多安排午睡。执行这个方案，耐心地等到可以执行方案1。

难题2：

宝宝早晨6点就起床了，上午10点小睡2小时到中午12点，下午小睡时却怎么都不睡，到下午5点多就撑不住了。

方案：

这种情况下可以尝试把上午小睡控制在30分钟以内，下午依然可以在原来的时间安排午睡。执行这个方案一段时间，直到宝宝可以撑到中午12点以后午睡。

2. 真的是睡眠倒退吗

我曾经做过一个关于1岁后睡眠状况的小调查，几百个样本量，有大约60%的宝宝存在睡眠倒退情况，主要表现为频繁夜醒。当然，大部分填调查表的妈妈的宝宝睡眠并不好，否则不会关注我。剔除这些因素，我初步估计存在睡眠倒退情况的宝宝至少在30%以上。

导致频繁夜醒一个不容忽视的原因就是并觉。比如上面谈到的难题1的情况，因为傍晚又睡了一个小觉，晚上就要折腾到9~10点才睡。这显然打破了原本的生物钟，宝宝的作息时间无法和符合昼夜节律的内在时钟和谐，造成夜间突然醒来大哭甚至做噩梦的情况。

案例

甜甜宝宝，12个月。能自主入睡，但是从10个月之后开始频繁夜醒，并在醒来后尖叫大哭。

调整前的作息时间：

6:30　起床

10:00~11:30　小睡

16:30~17:30　小睡

21:30　夜间入睡

之所以这样作息，是妈妈误以为随着月龄的增长要主动拉长清醒时间，于是主动将甜甜的夜间入睡时间从8点推迟到了9点以后。经过观察，我们发现甜甜的夜间生物钟在晚上7点半左右。在我的建议下，我们将甜甜的作息时间做了如下调整：

6:30　起床

9:30~10:30　小睡

14:00~15:30　小睡

19:30　夜间入睡

在这个作息时间执行的当晚，甜甜夜间醒来尖叫大哭的情况就消失了。经过2周的观察，我们发现甜甜并没有到两觉并一觉的阶段，虽然之前出现过下午觉不好入睡的情况，但是通过白天作息时间的调整，这种情况就消失了。

另一个原因就是出牙。很多宝宝会在1岁前出大约8颗牙，然后会在1~2岁时出8~12颗牙，这其中包括后槽牙。后槽牙个头大，冒出的过程漫长且痛苦。

也有很多人把1岁以后的这种睡眠倒退归咎为分离焦虑，我也曾经这么认为。因为这个阶段很多宝宝的确存在分离焦虑，有的宝宝白天见到妈妈就要吃奶，有的宝宝则紧紧地黏在妈妈身上不肯下来。

我们先来分析一下分离焦虑的本质。本书第二章详细解析了分离焦虑，分离焦虑其实是宝宝智商发育的一个高峰期。在这个阶段，宝宝深刻懂得了因果关系。于是，家长的过度干预就造成了新的睡眠联想。相比之前，这个阶段形成睡眠联想会格外快。

有很多妈妈咨询我：宝宝1岁以前可以乖乖睡婴儿床，1岁以后就要睡大床，怎么回事？我仔细询问过这些妈妈，发现开始都是宝宝半夜不知何种原因醒来哭闹，妈妈觉得哄不住了，就直接把宝宝抱上大床了。妈妈自述，宝宝哭声太大了，又是半夜，实在招架不住。

相比1岁以前，1岁以后的哭声又大又狠，宝宝跺脚又发飙，带着一股不达目的不罢休的感觉。不久后，家长就会发现，以前那种小宝宝的哭泣一去不复返了，而每当宝宝的要求达不到时，就会这样歇斯底里地哭，让家长缴械投降。

这样抱了两次之后，宝宝这个时间就会醒，必须上大床。妈妈接下来又问："以前宝宝哭闹我也会抱一下，或者偶尔抱上大床睡一两次，没事啊。怎么现在又不行了呢？"也有妈妈会反馈说："我觉得宝宝有分离焦虑，抱过来大床就可以了。我们不抱，他就不睡啊。"

谈到这里，我首先要恭喜这些家长：宝宝长大了，学会"套路"爸妈了。1岁以前如果宝宝频繁夜醒，很多都是因为不恰当的睡眠联想，仅此而已。而1岁以后，则可以称之为"套路"。相比1岁以下的宝宝，这个年龄段的宝宝好奇心强，精力充沛，夜醒时有足够的精力来闹。

曾经有一个妈妈来咨询我："宝宝1岁以前只要陪躺着就可以在婴儿床上乖乖入睡了，怎么1岁以后就要唱好多歌才能入睡呢？"

我仔细询问了她，原来事情的发展过程是这样的：

宝宝可能由于并觉，作息时间不太规律，晚上有点小兴奋，半天不肯睡。妈妈为了让宝宝尽快睡过去，就唱了一首歌。

宝宝上床后，啊啊地叫，妈妈就唱了昨天的那首歌，宝宝似乎很满意地睡了。

宝宝上床后，啊啊地叫，妈妈就唱了昨天的那首歌，然后宝宝继续啊啊地叫，妈妈又唱了一首新歌，宝宝似乎很满意地睡了。

宝宝上床后，啊啊地叫，妈妈就唱了第一首，宝宝继续叫，妈妈又唱了第二首，宝宝继续叫，妈妈又唱了第三首，宝宝似乎很满意地睡了。

宝宝上床后，啊啊地叫，妈妈唱了三首后，宝宝还是叫，然后妈妈唱了第四首……

宝宝上床后，第五首……

宝宝睡前妈妈唱了一首又一首……

看到这里你是不是很感慨，宝宝不仅"套路"满满，还变本加厉。妈妈就这样一步一步掉进了坑里。

那我们要如何预防被"套路"呢？

到了这个阶段，恭喜各位家长，斗智斗勇的日子开始了。1岁以前重在养育，而1岁以后需要慢慢向教养倾斜了。

这里需要澄清两个概念，"需求"和"愿望"。我们要满足孩子的所有需求而不是愿望。溺爱的问题就在于把孩子的很多愿望当成了需求来无条件满足。睡眠中常出现的一个问题是，我们没有了解到孩子背后的睡眠需求，而误以为孩子不需要睡觉了，这其实并没有满足孩子的睡眠需求。

那在孩子1岁之后的夜醒问题上，我们该如何应对呢？首先我们要理解，这个年龄段的孩子，夜间的需求是好好睡觉，我们也需要在一定程度上放手让孩子自己去处理自己的夜醒。当孩子无法自己处理时，我们可以协助他，但是态度上要温和而坚定。

孩子夜醒时首先要足够了解其中的原因，对我前面提到的原因逐项排除，只有找到原因，才能解决孩子的问题。

如果只是做梦，我建议等一等。孩子在梦里的哭闹有时就像说梦话，并不会导致孩子醒来。我家老二在1岁多时总会在晚上10点左右低低地哭泣几声。我认定她是在说梦话，就没有干预过，她也没有醒来过，低低地哭一小下就睡过去了。这个情况在她彻底并觉后就消失了。

如果孩子哭闹的声音尖锐且已经醒来了，我建议尽快查看原因。解决好孩子的问题并安抚好情绪后，让孩子继续在原来的床上入睡。最重要的是，不要升级安抚方式。比如已经可以自主入睡的就不要抱哄了，已经断夜奶的就不要再给了，已经睡婴儿床的就不要再抱回大床了。安抚好这个阶段的孩子的情绪有多种手段，并不一定需要抱哄、喂奶，关键是要懂得孩子哭闹的原因，并在这个原因上下功夫解决。

我家老二 1 岁多时，有一次睡着后尖叫大哭，听到这个哭声我冲进她的房间，发现她呕吐了。换掉床单后，她拒绝睡婴儿床。我知道她是被那一摊呕吐物吓坏了，就抱着她说："不怕了，妈妈给你换了新床单。"接下来，我让她摸摸新床单，她摸完后就同意上床睡觉了。

这个阶段的孩子其实有一些能力照顾自己了，我们也可以尝试放手，让他们自己来照顾自己的夜醒。

案例　　一一宝宝，1 岁 2 个月。找我咨询前夜醒次数非常多，早晨 5 点左右还要吃一次晨奶。通过一周多的引导改善了夜醒后，他还是会在早晨 5 点时喊妈妈喝一些水。在我的建议下，妈妈在婴儿床上放了水杯，在入睡前反复告诉他，水杯在这里，半夜口渴了可以自己拿来喝。第二早晨 5 点多，一一给了妈妈一个大大的惊喜，他自己找到了水杯，喝了点水就又睡了过去。几天后，一一在早晨 5 点就不再醒来，一直睡到了 6 点多。

对待 1 岁以后孩子的睡眠倒退问题，不仅要对孩子有充分的了解，理解并疏导孩子的情绪，解决时也要有原则、有规则。**1 岁以后孩子的睡眠倒退，只不过是又在提醒你，升级"装备"的时间到了。**

1.5~2 岁宝宝的作息引导

这个阶段的宝宝，基本上都已经能稳定地睡一觉了，夜醒问题也都有了改善。在 2 岁时，大多数宝宝都能睡整夜了。妈妈们最开心的时间来了，终于可以在周末的整个上午带宝宝出门，而不需要费心费力地考虑他上午的小睡问题了。

1．本阶段的作息特点

养育这件事情就像打游戏升级一样，每到一个阶段都会碰到新的问题。很多妈妈发现，自己的宝宝开始抗拒睡觉了！宝宝有了入睡拖延症。

这个阶段家长会发现，宝宝明明很困，但要是让他睡觉去，得到的回答铁定是"不"，强行拉去睡觉就一哭二闹三打滚。讲故事的睡眠程序就是要求家长讲了一个又一个，或者再喝一次水，再上一次洗手间……各种借口，死活就是不肯睡。即使上了床，也是在床上到处玩，还会溜下床跑出去玩。要不然就各种戏弄陪睡的妈妈，揪头发、抠鼻子。

最后的结局往往是，妈妈吼叫连连，甚至痛下狠手，孩子才连哭带闹地昏睡过去。

（1） 入睡拖延症是如何形成的

如果发生了上面的情况，妈妈们要不然会得出结论，孩子不困，要不然就只能束手无策依了他。玩到最后一刻断电。

奶睡也是造成入睡拖延的罪魁祸首，如果一直奶睡的宝宝在这个时期断了奶，也会入睡拖延。一直习惯的催眠方式没有了，而宝宝又开始对外界事物特别感兴趣。由于一直没有自主入睡，宝宝并不知道如何屏蔽这些刺激，无法自我放松和调节到入睡的最佳状态，就只能玩到彻底断电。

有时我们会觉得孩子长大了，可以晚一点睡了，这样可以和家人一起享受一段美好的夜晚时光。然后家长就主动推迟了宝宝的入睡时间，似乎发现宝宝也没出现小时候入睡哭闹的问题，反而睡前很兴奋。

那宝宝真的不困吗？

在回答这个问题之前，我们可以先回想一下自己的睡眠。我们生活在一个没人喜欢睡觉的时代。记得我们小时候，晚上9点多，父母会准时关掉电视，全家基本就睡觉了。我还记得在乡下的姥姥家，天一黑，全家就准时上床睡觉了。现在呢？基本上晚上都是困也死撑着不睡，打游戏、网购、追剧……不把所有有意思的事做完是坚决不睡的。

这个年龄段的宝宝也是一样的，精力充沛，能和睡意抗衡了。外界那么多有意思的事，爸爸在打游戏，奶奶在看电视，妈妈在刷手机，我为什么要睡觉呢？让宝宝睡觉这不是欺负宝宝吗？再加上接近2岁的孩子开始有自主意识，当然会说"不"，拒绝睡觉了。

所以宝宝的确是困的，但是就是不愿意睡或者睡不着。

（2） 入睡拖延症的危害

很多宝宝夜间虽然睡得晚，但是早晨依然会很早起床，这就容易造成夜间整体睡眠量不足。有些宝宝在这个阶段依然有夜间醒来大哭大闹的问题，主要就是晚上入睡过晚造成的。

案例　西西宝宝，男孩，23个月。经常在后半夜3点左右醒来大哭大闹，无法安抚。西西的作息时间大概是：午睡从下午1点到3点，晚上要9～10点才睡，早晨7点多起床。

我建议让西西提早入睡，9～10点对这个年龄的宝宝来说太晚了。

妈妈经过观察找到了西西的生物钟，作息时间调整成如下：

7:30　起床

12:30～14:30　午睡

19:30　夜间入睡

执行了新的作息时间不到一周，西西半夜醒来大哭大闹的现象就消失了。即使半夜偶尔醒来，稍加安抚也能很快睡过去。

这个阶段如果给宝宝养成了入睡拖延的习惯，就会延续到上幼儿园甚至小学。很多上了幼儿园的宝宝晚上睡得晚，早晨起不来，强行被父母拖起来后往往都有起床气，其实是睡眠不足造成的。

《2019年中国青少年儿童睡眠指数白皮书》指出，我国的青少年儿童普遍睡眠不足。有62.9%的青少年儿童睡眠不足8小时，13～17周岁的青少年（初高中阶段）睡眠时长不足8小时的占比达81.2%，而6～12周岁的孩子的这一比例则为32.2%。

由此可见，在这个阶段预防宝宝的入睡拖延症非常重要。如何在这个阶段预防和治疗宝宝的入睡拖延症呢？

2. 本阶段的作息引导

（1）作息时间安排

不要主动推迟孩子的夜间入睡时间。如果发现孩子的确是需要晚睡半个小时了再推迟。但是再迟，这个年龄段也不建议晚于9点。

这个阶段的孩子一旦错过了日常入睡的时间，就容易入睡困难，所以务必不要让孩子错过平时入睡的时间。

这个阶段要给孩子设置规则，而且这个规则需要大人来制订。因为孩子还没有参与制订规则的能力，但是我们需要让孩子明白规则和底线。

有的家长担心太严厉的规则会造成孩子安全感的缺失，并丧失创造力。

事实是，清晰的规则反而有利于孩子安全感的建立。因为规则带来秩序感，孩子会知道自己的安全边界，而不需要面对一个捉摸不透的家长。

那规则是否会伤害孩子的创造力呢？在制订规则时，家长要保持清醒的头脑，在睡眠这个问题上，我们设立规则是为了满足孩子的睡眠需求。如果孩子开始学爬时想探索新的领域，家长却设立了规则把孩子的爬行区域严格限制在爬行垫上，那这种规则往往是因为家长的恐惧和担忧：孩子爬出来不安全，或者会弄脏手脚。

然而，给这个年龄段的孩子设定规则并执行规则时，往往会碰到抵抗，因为这个阶段的孩子，到了他们人生的第一个叛逆期。孩子人生的每一个叛逆期都是向我们宣告，他们又成长了，需要向离开我们的方向再迈出一步。然而，很多时候父母并未意识到孩子的成长，试图用原来的方式管教和控制孩子，从而产生权力之争。

在叛逆期时，孩子永远在试图多争取一些权力，而父母却死抓住权力不放。这个阶段的孩子，也试图在睡觉这个问题上拥有控制的权力，因为他们太贪玩了。让这个阶段的孩子睡觉，往往会得到"不"的答案。

然而，这个阶段的孩子并没有时间观念，也不懂得晚睡的危害，让他们完全对睡觉时间做主是不太可能的。但是我们可以适当赋予他们一些与他们能力相匹配的权力，睡觉这件事情就会更容易一些。

我家老二曾经在这个阶段抗拒睡觉。当我给她讲完故事时，她明确表示自己不想睡觉，还想听故事。我告诉她，该睡觉了，她今天可以抱着那本故事书睡觉。对这个提议，她显然很接受，因为我给了她抱着书睡觉的权力。很快，她决定睡觉，但不抱着书。毕竟，抱着一本书睡觉并不是太舒服。

在睡觉这件事上，和这个阶段的孩子死磕不仅毫无收获，还会陷入僵局。所以和孩子沟通睡觉这件事时，不能总强调要他们去睡觉，而是先将他们引导到未来，比如明天讲的故事，醒来做的事情。如果孩子还想听一个故事，可以和善而坚定地告诉他们："妈妈明天给你讲一个特别好听的故事，现在该睡觉了。"

（2） 白天多运动

现在的孩子入睡拖延，居住环境狭窄是个重要原因。好多在乡下长大的朋友，都说小时候晚上几乎沾床就睡着了，白天在广阔的田野里疯跑，实在太累了。

每次我建议父母们多带孩子外出运动，得到的答复经常是"孩子在家里也没闲着"。可是，和外面广阔的空间比起来，家里的空间实在太小了，在家里玩，运动量实在有限。

关于运动量的强度，一个建议就是，如果不常运动的父母觉得很累了，也许对宝宝来说刚刚好。

世界卫生组织 2019 年 4 月发布的关于 5 岁以下儿童的身体活动、久坐行为和睡眠的新指南指出：1～2 岁的儿童应在各种强度的身体活动中花费至少 180 分钟，包括中等到剧烈强度的身体活动，全天分布，多则更好。

（3） 家庭环境

宝宝的入睡拖延症往往和家庭环境有关系。早睡和晚睡也是文化的产物。目前我国孩子的入睡时间普遍晚于欧美的孩子，这和我们的夜生活丰富，家长下班比较晚有关。

晚饭后不要外出！晚饭后带孩子外出玩是很多孩子晚睡的重要原因。晚上家里早点安静下来，把所有的灯光都调暗，家里没有任何吸引孩子的东西了，他自然就能早早入睡。

（4） 睡前陪伴

家长下班晚，到家陪伴孩子的时间不够，也是很多孩子晚睡的一个重要原因。很多孩子晚上会专心等妈妈，妈妈不下班，自己就不睡觉。对于这个问题，家长需要在家庭和事业上做一个平衡。毕竟，孩子的成长一瞬间就过去了。

为什么那么多的孩子拖着不睡，求着妈妈再讲一个故事呢？原因很简单，他没和我们待够，没得到满足。如果我们下班后能放下手机，全身心陪伴孩子，哪怕只有 1 小时，做做游戏，读读书，孩子也会感到极大的满足。有时，孩子需要的就是我们的一点点陪伴，如果我们满足他，他就能很快安然入睡。

2~3 岁宝宝的作息引导

这个年龄段的孩子基本都可以睡整夜了。但入睡拖延症的问题还会继续，随着月龄增长，入睡拖延的孩子会增多。很多孩子不仅晚上入睡拖延，午睡也开始拖延了，有部分孩子甚至不午睡了。

1. 宝宝 2 岁不午睡的问题

到底多大的孩子可以不午睡呢？

很多睡眠书都写，宝宝午睡大概在 3 岁消失。午睡不再是孩子的生理需求，而变成了一种习惯性的行为。这个说法颇令父母头疼，因为国内 3 岁的孩子都开始上幼儿园了，而幼儿园普遍要求午睡。很多不午睡又不能安安静静躺着的孩子往往最令老师头疼。

那午睡到底是不是 3 岁左右就消失了呢？答案是，有个体差异。就我的观察而言，国内大部分孩子午睡的消失，也就是说不是特别需要午睡了，是在 4 岁。

我家老大 3 岁刚上幼儿园时，我就在等待她午睡消失的那一天。有段时间，我没有特别要求她午睡，却发现了一系列情况。她偶尔一天中午外出，只在车上打了个盹，傍晚 6 点看着动画片就躺在沙发上睡着了。我也发现只要她不午睡，晚上 11 点都会醒来大哭，这明显是过度疲劳的症状。据此，我认定她依然需要午睡，就一直要求她午睡。直到 5 岁左右，才感觉到她不午睡的确可以了。

那为何很多睡眠书提及的不午睡的时间都是 3 岁呢？这些睡眠书的作者大部分都是欧美人，书中的结论都是基于对欧美儿童的生活习惯研究得出的。在国外生活过的妈妈可能有感觉，欧美儿童普遍睡得比较早，父母也都是早睡早起型的。

很多上了幼儿园的欧美儿童晚上 7 点就睡了，相比之下，我们幼儿园的孩子晚上 9 点睡觉都算比较早的。这夜间多出来的 2 小时正好就是我们的孩子的午睡时长。

所以，3 岁的孩子不午睡，前提是夜间入睡早。如果早晨 7 点就要起床的话，晚上 7 点左右就要入睡了。因为 3 岁的孩子的睡眠需求量大概是 12 ~ 13 小时。

国内的家长下班普遍比较晚，家里晚上才热闹起来，家长也不愿意让孩子太早入睡。所以 3 岁以后的孩子还是需要午睡的。即使孩子生理上不需要午睡了，午睡的习惯也是可以养成的。我们很多成人也是有午睡的习惯的。即使是周末，我也建议安排孩子午睡。

2 岁多的孩子不睡午觉是怎么回事？

这个问题很多妈妈都和我反映过。根据前面的讨论，2 岁多的孩子从生理上来说是需要午睡的。那是什么原因让他们午睡困难呢？

第一个原因：年龄大了，能扛了

年龄小的时候，孩子扛不住，再怎样也是会睡午觉的。而年龄一旦超过 2 岁，突然就能扛了。你会发现只要不给他们合适的睡眠环境，他们便可以不午睡。

我家老二2岁那年的初秋，我们全家去公园搭帐篷野餐。那时我想，老二可以在帐篷里午睡。结果是，外面那么多好玩的东西，老大在外面疯狂地跑着玩，老二怎么肯安安心心地睡呢？最后我们只好收帐篷回家，让老二在路上午睡。

很多这个年龄段的孩子，午睡时还基本需要妈妈陪睡。有妈妈在旁边，也是有很多可以折腾的。逗妈妈玩、找妈妈聊天、抠抠妈妈脸，哪舍得睡啊。

第二个原因：喜欢说"不"的年龄

让这个年龄段的孩子去午睡，收到的回答铁定是"不"。很多家长据此认为孩子不想午睡，也不需要午睡了，从而没有引导孩子去午睡。久而久之，再想找回来午睡的习惯，或者不拖延午睡的入睡时间，就会比较困难。因为生物钟的建立需要时间，打破了再找回来也需要时间。

第三个原因：运动量不足

运动量不足是现在孩子的普遍问题。会走路会奔跑的孩子，需要的运动量是非常大的，每天的户外活动至少2小时，而且需要大量的走路奔跑。

然而上幼儿园以前的孩子很多都是老人或者阿姨带的。我见过的普遍景象是，大人凑成一堆聊天，把孩子放在车里或者拉着孩子站在一旁。这种情况下，运动量的确是不够的。还有的孩子，每天的户外活动时间很少，经常只有半个小时左右。没有足够的户外活动时间和运动量，孩子不会感觉累，午睡自然不好睡。

如果2岁多宝宝出现抗拒午睡的情况，可以这样做：

- 加大运动量，户外活动2~3小时。出门不再坐婴儿车，走路或者奔跑，一定要出汗。
- 午睡安排合适的环境，安静没有其他干扰或者诱惑。大人如果陪睡最好装睡。

- 如果孩子对午睡说"不"，可以试着换个方式，把午睡叫作"安静时光"，给孩子描述安静时光需要躺在床上安静地闭着眼睛。试试用做闭眼游戏的方式来午睡。在抗拒午睡这个问题上，也要做到温和而坚定。

- 不要因为孩子哭闹，就不再安排午睡。这个阶段的孩子哭闹往往是因为过度疲劳发脾气，而不是不要睡。家长需要检查是否是因为午睡时间安排得太晚。

2. 夜间入睡拖延

相比 1 岁半至 2 岁的孩子，这个阶段的孩子拖延入睡的状况会更严重一些。年龄更大了，更能扛了。午睡拖延也导致了夜间入睡拖延。

有些孩子的作息时间会变得整体后移非常严重。很多孩子会在晚上 10~11 点入睡，早晨 8~9 点起床，午睡从下午 2~3 点才开始，睡到 5~6 点。这种情况一直延续下去，会导致孩子上幼儿园后起床非常困难，而且有起床气。

如果出现了这种情况，可以采取下面两种方式，一般一周左右孩子就可以适应新的作息时间了：

- 每天早晨提前半个小时唤醒孩子，午睡也提前半个小时，这样夜间入睡就能提前半个小时。直到早晨 7 点起床，午睡安排在下午 1 点或者 1 点 30 分，晚上在 9 点之前入睡。

- 直接在早晨 7 点唤醒孩子，所有的睡眠时间都提前。

孩子在这个阶段会有很多的借口拖延入睡，家长可以在这个阶段重新给孩子建立并确认睡眠程序。这个阶段的睡眠程序可以和孩子一起来制订，这会让孩子更有责任感，更容易遵守睡眠程序。可以采用第三章提到的睡眠程序表。

案例

桐桐，2岁半女孩。从小到大一直睡眠不好，夜醒频繁，且一直奶睡。2岁断奶后开始睡整夜，但是几个月后开始拖延入睡。

调整前的作息时间：

7:40　起床

偶尔有1小时午睡且时间不定

20:30～23:30　夜间入睡

桐桐整体的睡眠量是非常不够的。妈妈反映，她每天都很兴奋。但这并不代表不困，而是过度疲劳造成的过度兴奋。每天晚上入睡前，她都要求妈妈讲很多绘本，有时候要讲到20本左右才肯睡。白天是外婆带她，由于信奉"孩子困了自然就会睡"，也没有刻意安排她午睡。

在我的建议下，桐桐和妈妈一起制订了睡眠程序表。晚上8点左右家里就开始安静下来，所有的灯光都调暗，并开始睡眠程序。大概8点半上床讲故事，故事数量限定在3个，讲完故事后，关灯睡觉。

2周后，桐桐晚上的入睡时间基本可以固定在9点到9点半之间，如果不午睡可以在8点到8点半时入睡。但是午睡依然困难。主要原因是，外婆很难接受她的哭闹。最后我们决定，让外婆用背带背着她午睡。3岁上了幼儿园后，她开始了规律的午睡，夜间入睡时间依然在9点到9点半之间。

点评：

对于一个长期以来睡得差，依赖奶睡，睡得少的孩子来说，到2岁以后再调整她的睡眠，期望她能在短时间内入睡快，且睡眠量比以前多，是非常困难的。一方面，孩子在这个阶段突然要自主入睡，由于以前从来没有自我安抚入睡的经验，且对外界兴趣很大，就很难去屏蔽外界的刺激让自己平静下来，调整到入睡状态。另一方面，家长已经习惯了孩子晚睡的节奏，将家庭晚上的时间安排提前也需要一段较长的时间。

3. 夜醒可能又来了

大部分的孩子已经在这个阶段白天脱了纸尿裤，但是夜间还是需要穿纸尿裤的。因为有了自主排便意识，有的宝宝会在夜间醒来小便。但糟糕的是，这个年龄段的孩子虽然语言能力已经很好了，在夜间却未必能说出自己需要什么。可能他们想小便，却只是哭，或者只是喊妈妈，或者干脆喊"喝奶"，常令家长迷惑不解。

家长要多询问，多确认，才知道孩子的真实需求是什么。这个阶段孩子的一日三餐已经和成人没有区别了，从营养角度来说也不需要再喝睡前奶了。睡前奶反而容易让孩子憋尿醒来，干扰孩子的睡眠。另外也需要注意控制孩子睡前的饮水量。

6

第六章

睡眠改善第四步：让孩子学会自主入睡

这里我必须强调，尽管我会在本章阐述自主入睡的重要性以及对孩子的益处，但是在什么阶段、什么时候引导孩子自主入睡仍是家庭养育中需要选择的问题。有很多家庭由于各种原因，无法做到让孩子自主入睡。如果是这种情况，那请主要阅读本书前五章。有很多孩子，虽然是抱睡或者奶睡，但是在改善了睡眠环境，引入了睡眠程序，建立了作息和喂养规律之后，睡眠就得到了很大的改善。

什么是自主入睡

自主入睡简单地说，就是宝宝在不借助大人的帮助下（抱着、吃奶、摇晃、拍拍）躺在床上完成从清醒到入睡的过程。

在这个过程中，妈妈是可以陪伴在旁边的。我把这种自主入睡称为初级版的自主入睡。高级版的自主入睡是在没有大人的陪伴下躺在床上独自完成从清醒到入睡的过程。

月龄大了之后，有些初级版的自主入睡的宝宝一旦没有人陪伴，就容易醒来。这些宝宝在学会爬了之后容易出现爬来爬去不睡，折腾妈妈的情况，而高级版的自主入睡的宝宝则不存在这个问题。

宝宝是天生会自主入睡的。他们在妈妈子宫里时是没有任何协助下的自主入睡。很多宝宝在刚出生的 1 个月内也是可以自主入睡的，吃完奶，放在那里，他们自己就睡着了。

那为什么过了 1 个月，就不会自主入睡了呢？因为宝宝在第 2 个月时，视觉和听觉都发育得更好一些了，新世界对他们来说就变成了巨大的刺激，宝宝就开始变得难以入睡了。这种情况，在宝宝适应了这个新世界之后，会有所改善。通常来说，在没有严重生理问题（肠胀气、黄昏闹、胃食管反流等）的情况下，宝宝会在 1.5 ~ 2 个月时重拾自主入睡的技能。

自主入睡对宝宝的益处

自主入睡过程大概分为三步：

- 找合适的位置和姿势。
- 通过自我安抚让自己平静和放松下来。
- 闭眼进入梦乡。

宝宝被放在床上后会小玩一下，会翻滚的宝宝可能会翻滚到一个合适的位置，会爬的宝宝可能会爬到一个合适的位置，而不会翻身的宝宝可能会踢踢腿、扭一扭。接下来他们会进行一些让自己慢慢平静下来的行为，有的宝宝吃手，有的宝宝玩安抚巾，有的宝宝摇头，还有的宝宝舔自己的嘴唇……慢慢地他们的身体就放松了，眼睛开始发直，最后慢慢闭上眼睛，进入梦乡。

我们在第二章中仔细分析了，成人和宝宝都是有睡眠周期的。两个睡眠周期之间，我们都会短暂醒来，然后又迅速睡过去。和成人一样能自主入睡的宝宝，才可以自己连接两个睡眠周期，从而拉长连续睡眠时间，提高睡眠质量。

在宝宝出生后的前 2 年，影响宝宝睡眠的生长发育因素实在太多了：出牙、大运动、肠胀气等。这些因素都会导致宝宝在两个睡眠周期之间醒来。只有宝宝学会了自主入睡，学会了熟练连接两个睡眠周期，才能减轻或者不受这些因素的影响。

学会自主入睡的宝宝不仅改善了睡眠，对其各方面能力的提升也大有益处。

1. 自我平静和放松能力

宝宝在自主入睡中很重要的一个环节就是：平静和放松。只有平静下来，身体和大脑放松了，才能顺利入睡。

上一章我们提到，很多小时候奶睡的宝宝在 1 岁多断奶之后开始拖延入睡，夜间入睡则越来越晚，睡前十分兴奋。很多妈妈告诉我，即使晚上 9 点躺在床上，宝宝也要折腾到 10 点甚至 11 点、12 点才入睡。

很重要的一个原因就是，这些宝宝没有在小月龄时期学会依靠自己的力量平静和放松下来，而是借助成人奶睡或者抱睡。这些宝宝长大之后，开始对外界的事物感兴趣，一旦脱离了大人的帮助，他们则很难屏蔽掉那些新鲜事物带来的刺激，就需要相当长的时间才能平静和放松下来。

《美国儿科学会育儿百科》一书中也提到：很多成人长期睡眠不好，是因为儿童时期养成的睡眠模式延续了下来。这也和自主入睡的关键环节——平静和放松密切相关。很多成人失眠和睡眠质量不高的问题，都和睡前焦虑紧张，无法放松有关系。

比如，你睡前还在焦虑地想着没有完成的工作，或者是白天和其他人发生的争吵，非常有可能会辗转难眠。这种情况下，即使入睡了，睡眠质量也不高，第二天依然感到疲劳。我记得自己工作压力非常大时，夜里感觉整个头皮都是紧张的。正因为如此，所有缓解成人失眠和提高睡眠质量的建议中，都会有一条：睡前平静和放松。

宝宝在自主入睡过程中学会的平静与放松的能力，会为他以后的生活里获得一个高质量的睡眠打好基础，让他终身受益。

2. 提升专注力

自我平静与放松是通过自我安抚来完成的。前面提到过，每个宝宝都有属于自己的自我安抚方式：吃手、玩安抚巾、摇头、舔嘴唇等。这些自我安抚行为，能让宝宝把注意力放在自己身上，而自动屏蔽那些对他入睡造成干扰或者刺激的因素，慢慢进入一个放松的状态。

我们成人入睡时，也是需要把注意力放在当下，屏蔽周围环境的刺激，且心无杂念才好入睡。而这些杂念往往来自白天的感官刺激，听到的、看到的、想到的。

自主入睡的宝宝在这个过程中学会了通过自我安抚来屏蔽内在和外在的刺激，从而做到心无杂念，这其实也是专注力的表现。所以自我安抚能力和专注力是息息相关的。

3. 增强情绪控制能力

宝宝在学习自主入睡过程中获得的自我安抚能力，不仅对他未来一生的睡眠有利，对他的情绪发展也起着非常重要的作用。

自我安抚能力不仅对婴儿，对我们成人来说也是非常重要的。想想我们在感觉伤心或者愤怒时，如果能自我安慰，便会很快从这些负面情绪中解脱出来。情绪是我们从外界的感官获得的刺激所致，自我安抚能力的强大之处在于，能让我们处于当下，屏蔽大脑那些因刺激而形成的想法和声音，把我们从这种刺激中解脱出来。

有很多宝宝会在伤心时抱着他们的安抚物。我家老二的自我安抚行为就是抱着她那个"兔子"安抚巾。她不仅仅在睡觉时要找"兔子"，当她生病不舒服、摔倒了疼痛、心情不好时，都会去找"兔子"。往往抱到"兔子"那一瞬间，她很快就能平静下来。

有人会认为，宝宝那么小，不是理所当然应该由大人来安抚吗？当然，我这里不是说完全不管宝宝，宝宝伤心时，妈妈还是要陪伴在旁边。自我安抚能力强的宝宝会更快地将自己从负面情绪中解救出来。

宝宝终究有一天会长大，我们并不能左右他未来的路，但是我们能尽可能学会适当地放手，给他信任，让他获得一些终身受益的能力，这才是育儿的根本。

睡眠引导影响孩子的安全感吗

1. 安全感是什么

这几年，开始学习科学育儿的妈妈都非常熟悉"安全感"这个词，然而这个词给很多新手妈妈带来的感觉却是恐慌和害怕。很多妈妈都被"安全感"这个词牢牢地困住了。

- 孩子喜欢黏着我，是不是没有安全感？
- 孩子睡觉有惊跳反射，是不是没有安全感？
- 我离开时孩子也不哭，是不是没有安全感？

似乎所有的育儿问题都能和安全感挂上钩。而睡眠引导是否影响安全感也是很多妈妈特别关心的一个问题，几乎我接到的每一个咨询，妈妈都会提出这个问题。

安全感是孩子在成长过程中建立起来的对人、对世界的信任关系。这里蕴含了三个层面的信息：

- 对他人的信任：我的世界有人支持和信任我。

- 对自己的信任：我有能力照顾自己。
- 对世界的信任：这个世界是安全的。

安全感的本质是**信任关系**。既然是关系，就必然是双向的。对于孩子来说，安全感必然是他信任父母，而父母也信任他。孩子信任父母在他需要时可以来帮忙，而不是过度干预；父母信任孩子有能力处理他自己的事情。如果父母不信任孩子，事事都包办，给孩子过多的干扰，那孩子也无法信任自己。这恐怕也是一件非常麻烦的事情。

对孩子来说，和主要照顾人的依恋关系是安全感的基础。依恋指的是孩子和主要照顾人之间的联结。一个令人沮丧的事实是，我们给了孩子很多照顾，并且自认为非常爱孩子，也不一定能养育出一个安全感十足的孩子。

美国心理学家 Mary Ainsworth 通过著名的"陌生情景实验"（将婴儿置身于陌生环境中，妈妈离开又回来，观察婴儿的反应），划分了四种依恋关系：安全型依恋，回避型依恋，拒绝型依恋，混乱型依恋。顾名思义，后三种依恋关系都是非安全型的依恋关系。

他提到，回避型依恋的婴儿在妈妈在时也漠不关心，妈妈离开再回来时会回避妈妈。回避型依恋的婴儿通常是接受了过多的刺激和干扰型的照顾。比如，妈妈可能在孩子快睡着时，还在不厌其烦地说话。这种干扰型的照顾，本质上就是一种不信任。不信任的照顾导致不信任的关系，从而让婴儿有了不安全的依恋关系。

虽然早期和主要照顾人的依恋关系会给孩子的安全感打下基础，但是后来的环境对安全感的影响也是很大的，比如家庭环境的变迁，同伴关系，等等。换言之，即使孩子现在有安全感，也未必代表他将来就一定会有安全感；现在孩子没有安全感，也不代表他将来就没有机会修复自己的安全感。

2. 睡眠引导的本质是什么

睡眠引导的本质是建立信任关系：

- 睡眠引导的目的是父母不过度干预，将睡眠的权利归还给孩子。父母信任孩子可以无须别人的帮助入睡，孩子信任父母能给他们一定的空间去尝试自主入睡。
- 规律作息的本质可以理解为，孩子信任父母可以在他们最需要睡眠时安排他们去睡，父母信任孩子可以依靠自己的力量得到他们需要的睡眠。
- 孩子信任父母可以给他们舒适的睡眠环境，确保他们的安全；父母信任孩子会在环境有问题时，向父母求助。

3. 睡眠引导对安全感的促进作用

睡眠引导和安全感的本质都是建立信任关系。睡眠引导对安全感是有促进作用的。

一个整天睡不够的孩子，肯定对这个世界的感觉并不好，也就是对这个世界缺乏信任感。

一个吃睡和作息都混乱的孩子，啼哭起来，父母很难搞清楚他到底要什么。他无法信任父母能满足他的正确需求，而父母也不信任孩子能正确表达他的需求，往往给孩子扣一顶"高需求宝宝"的帽子。

4. 睡眠训练就是"哭了不抱，不哭才抱"吗

自主入睡一般都是通过睡眠引导来完成的，很多人把自主入睡的引导称为"睡眠训练"。一谈起睡眠训练，很多妈妈的第一反应就是：让孩子哭吗？这也是让很多妈妈即使夜不能寐也迟迟不敢对孩子进行睡眠引导的原因。的确，谈到睡眠训练，哭确实是绕不开的一个话题。

前几年网络上流行了一个美国妈妈的育儿绝招，把睡眠训练粗暴地简化

为"哭了不抱，不哭才抱"，以至于现在很多家长对睡眠训练的印象就是"哭了不抱，不哭才抱"。但是，这个"绝招"也遭到了各路育儿专家和妈妈们的抨击。

第一次看到这种说法时，我哭笑不得。"哭了不抱，不哭才抱"，压根不是在训练孩子睡眠，而是在训练孩子不哭闹。哭闹是孩子的语言，训练孩子不哭闹无异于把一个活蹦乱跳的孩子训练成了哑巴。

很多对睡眠训练不理解的人往往把它等同于冷漠对待孩子。相反，正是由于家长非常爱他们的孩子，也希望能有精力给到孩子更多的爱，才会对孩子进行睡眠训练。睡眠训练只是引导孩子不借助大人的力量，而是躺在床上自己完成入睡的过程。这样做的目的是切断睡眠联想，提高孩子的睡眠质量和睡眠时长。

在日常生活中，我们还是要多多拥抱我们的孩子。没有比拥抱自己的孩子更幸福的事情了。现代科学研究也表明，拥抱可以加强妈妈和孩子之间的联结，能给孩子安全感，促进孩子的大脑发育。

睡眠训练只是为了让孩子睡好觉而在一段时间内进行的调整，并不是育儿的日常。如果家长要多次给孩子进行睡眠训练，那就需要参考本书第七章的内容，反思自己是否哪里做得不对。

5. 哭会给宝宝造成心理伤害吗

担心睡眠引导会让孩子没有安全感的一个重要原因是：害怕哭会给孩子造成心理伤害。抛开虐待这种极端情况，日常生活中最容易给孩子造成心理伤害的情况是，主要照顾人的情绪不稳定。也就是说，妈妈情绪稳定，孩子才有安全感。

很多妈妈由于长期睡眠不足，情绪非常不稳定。开心时，抱着孩子放不下，又亲又哄；当哄不睡孩子，孩子半夜哭闹不止时，妈妈又非常愤怒和烦躁，对孩子大吼甚至打孩子屁股，把孩子丢在一边任由他哭泣。孩子看到的是一个既可亲又可怕的妈妈，更不知道如何处理和妈妈之间的关系。

由于孩子睡不好而严重焦虑的妈妈，往往沉浸在各种紧张甚至悲伤的情绪中，无法用心去感受孩子，不能真正满足孩子的需求。孩子饿了要吃奶，妈妈可能会把孩子抱起来哄；孩子只是热了，妈妈可能会给孩子喂奶。当孩子的真正需求无法得到满足时，就需要很久才能和妈妈建立起联结和信任关系。

很多妈妈由于孩子睡不好，就给孩子贴上了"高需求宝宝"的标签，甚至认为孩子的到来给自己的生活带来了很多的麻烦。在这种情绪的控制下，带着很多的负面评判，妈妈很难和孩子真正联结。因为心灵之间的联结需要抛弃很多的主观评价。

如果睡眠引导能让孩子和妈妈睡眠充足，妈妈的情绪自然就能稳定下来。情绪稳定的妈妈才能更好地给孩子充分的爱。同时，孩子的睡眠改善后，妈妈看到了一个"天使宝宝"，也会给孩子更多的爱和关怀。

是否要进行睡眠引导

很多妈妈之所以犹豫不决，是因为她们经常听到一种说法：孩子大了自然就好了，熬一熬就过去了。

1. 孩子到了一定年龄一定会好吗

的确有一部分孩子在两三岁时，夜醒问题自然消失了。但是，很多孩子又会患上入睡拖延症，造成整体睡眠量不足。第五章里我们就谈过这个问题。

2. 断奶能解决频繁夜奶/夜醒吗

一个常见的情况就是，妈妈被孩子的夜奶/夜醒整得痛苦不堪，忍无可忍，家里人往往劝解：断奶吧，断奶就好了。很多时候，我们采用的断奶方法是"分离断奶"，把孩子交给爸爸或者其他长辈，妈妈出去住几天，避而不见。

这种断奶方法对妈妈和孩子都是一种极大的折磨。孩子见不到妈妈，又哭又闹，妈妈更是心如刀绞。脾气倔强一点的孩子，还会大病一场。这样的断奶方式恐怕是下下策。我把这种断奶方式叫作"断妈妈"。

我们来比较一下分离断奶和睡眠引导。分离断奶和睡眠引导的一个共同点是哭。睡眠引导中，妈妈是不会离开的，最多就是在入睡那段时间离开了孩子视线而已。睡眠引导往往是让孩子在妈妈的陪伴下完成自主入睡和断夜奶。

分离断奶中，孩子不仅失掉了安抚工具——妈妈的奶，而且，就连平时最亲爱和信任的妈妈也可能消失了。更何况，很多睡眠问题造成的强行断奶是发生在1岁左右的睡眠倒退中，也是孩子分离焦虑的高峰期。这种分离断奶的方式，不仅不能解决孩子的睡眠问题，反而让孩子情绪紧张，导致睡眠变差。

婴幼儿时期，孩子的哭闹就是他生活的一部分，断奶是他人生的第一个挫折，也是他人生中重要的一课。

对父母来说，听懂孩子哭声背后的含义，并知道如何处理孩子的哭闹和情绪而不是躲避，是育儿中最重要的课程。父母如何对待孩子人生的第一次挫折，对孩子的未来意义重大。父母抱有积极而支持的态度，孩子才能学会积极地面对未来他可能遇到的人生挫折。孩子在面临人生第一次挫折时，却不见了自己最亲爱的人，试问他人生的第一课又应该向谁学习呢？

睡眠引导成功的孩子，夜晚安睡，不再吃夜奶，但是白天母乳喂养还应继续。因为没有夜奶的负担，妈妈身心比较放松，很容易就把母乳喂到2岁。当孩子无论从情感上还是营养上都得到了满足，并不再依赖妈妈的奶来安抚自己的情绪或者入睡时，自然离乳（是指宝宝自己主动断母乳）就很容易了。

我的两个女儿，老大在7个月时进行了睡眠训练（作息时间在3个月左右时就很规律了），11个月时自己主动不吃夜奶，1岁9个月时自然离乳；老二从2个月左右开始进行睡眠引导，6个月时自己主动不吃夜奶，1岁2个月时自然离乳。

案例　　哈哈宝宝，7个月时进行了睡眠调整，8个月时自己断掉了夜奶。在1岁3个月时，自然离乳。

糯米宝宝，6个月时进行了睡眠调整，直接断了夜奶。13个月时自然离乳。

3. 要不要进行睡眠引导

睡眠引导其实是育儿理念的选择问题。

如果奶睡、抱睡的孩子睡得好、有规律，妈妈幸福感很强，6个月以后孩子也不会频繁夜奶/夜醒，自己把夜奶断了，这当然是好事。的确有很多这样奇迹般存在的"天使宝宝"。

如果孩子频繁夜奶/夜醒，但是妈妈并没有感到困扰，孩子精神也很好，双方幸福感都很强，而且妈妈本来就打算喂到2岁以后甚至幼儿园以后再自然离乳，这也不是非要改变不可的。有很多妈妈就是这种状态。

如果妈妈一边频繁喂夜奶，一边恐惧黑夜，焦虑甚至抑郁，孩子精神也不好，那这是互相伤害，是时候需要改变了。如果孩子的睡眠问题已经把全家人无论从身体上还是精神上都搞垮了，那为什么不主动去尝试改变呢？

育儿的方式没有绝对的对错，关键是妈妈和孩子是否都感觉到舒服，幸福感强。

何时可以进行睡眠引导

我一般建议，如果宝宝身体健康，足月生产，纠正月龄6～8周之后就可以开始进行睡眠引导了。

大部分宝宝在纠正月龄 1.5~2 个月时都会有一个自主入睡的窗口期，也就是能观察到这个阶段的宝宝突然会自主入睡了。我家老大在这个阶段自主入睡，拒绝哄睡，老二也是在这个阶突然就会自主入睡了。如果我们可以抓住这个窗口期，做到因势利导，是完全可以实现不哭的睡眠引导的。这个阶段做睡眠引导还有一个非常大的好处就是：宝宝月龄比较小，好习惯更稳固，如果处理得当，睡眠不容易被后面的大运动、分离焦虑、出牙等影响。

所有的宝宝都适合在这个阶段调整吗？当然不是的。

首先，早产儿不一定适合在这个阶段调整。因为相比普通宝宝，早产儿存在一些身体上的情况，不适合过早调整。

其次，有些生理状况比较严重的宝宝也不适合。比如黄昏闹的宝宝和病理性胃食管反流的宝宝。

然而对于肠胀气的宝宝，则要区别看待。有的宝宝完全是睡眠习惯不好造成的胀气，比如频繁夜奶，这种情况下进行调整是有利于改善胀气情况的。

睡眠引导越早开始越好。如果宝宝学会了站起来，难度就会增加很多。而 1 岁以后，睡眠引导的难度往往就更大了。习惯形成得越久，改变起来就越困难。

经常有妈妈问我：宝宝处在大运动期、跳跃期、出牙期等，是否适合调整？其实前 2 年是宝宝身体和大脑的飞速发育期，如果把这些"期"都放进日历里，会发现宝宝每周都在各种"期"里。所以，如果此时不调整，就没有时间可以调整了。

唯一的一个不适合做睡眠引导的期就是生病期。

睡眠引导的准备工作

有些妈妈实在忍不了孩子的睡眠状况时，哄到一半就把孩子丢在那里哭。这种所谓的"引导"是我特别不建议的。无论是妈妈还是孩子，都没有做好任何的心理准备。最后的结果往往是孩子哭闹得特别厉害，妈妈忍不住又回到了原来的哄睡方式。

自主入睡并不是一蹴而就的，需要一个比较长的时间的引导。任何一个新习惯的建立都需要一段时间的努力再加上巩固才能稳定下来。这样庞大的一个工程，是需要很多准备工作的，心理上的建设、时间的选择以及家庭态度一致等都是必不可少的。

1. 全家态度一致

睡眠引导不是一件容易的事，不仅要了解具体的方法，更需要全家态度一致。如果全家对待孩子作息规律，睡眠引导方法以及哭闹的态度不一致，孩子会不知所措，处于一个混乱状态，哭闹更厉害。最后的结果往往是，孩子白白哭闹一场，家人意见不合，睡眠调整以失败或者放弃告终。

所以，在这个过程中，征得家人的同意和支持非常重要。但是，得到家人的同意和认可，在大部分家庭里，并不容易做到。

接触了这么多的家庭，我发现一个普遍现象：大部分家庭里，只有妈妈在乎孩子的睡眠，特别为孩子的睡眠紧张焦虑；爸爸要不然就不管，要不然就在孩子醒时推给妈妈喂奶；长辈的态度基本上是：熬一熬就过去了，孩子小时候就是睡不好。

（1）爸爸的态度

大多数爸爸在孩子的睡眠问题上都是下面这几种情况：

情景1：

生下来没多久后孩子就和妈妈一起睡大床了。考虑到爸爸工作比较忙碌，怕孩子夜醒会吵到爸爸，爸爸就到另外一个房间睡了。睡觉的事，爸爸不知道。孩子夜醒的事，爸爸也听不见，只能从妈妈的抱怨中了解到一些。这种情况可能会一直持续到孩子上小学。

这种情况下，爸爸充其量能做到的就是对妈妈表示一下关心，过节买个礼物、发个红包，对外表扬一下妈妈不容易。具体有多不容易呢？爸爸没有亲身经历，尤其是没有连续几个月被孩子搞到频繁夜醒，是很难真正感受到的。

情景2：

孩子和爸爸妈妈睡在一个房间，或者分床或者同床。孩子醒来无论怎么哭闹，爸爸都鼾声如雷，妈妈独自应对。这种情况经常被戏称为"婴儿爸爸般的睡眠"。

相比情景1，这种情况下妈妈心理会更不平衡一些。情景1下，毕竟爸爸出去睡是妈妈支持的，初衷也是为了各司其职，能让爸爸有更好的精力来养家糊口。情景2下，妈妈的感受会是，旁边最亲密的人却在自己最无助时无动于衷。这也是很多婚姻矛盾的重要原因。

情景3：

孩子和爸爸妈妈睡在一个房间，或者分床或者同床。孩子醒来后，睡眠比较轻的爸爸也醒来了，于是推着妈妈赶快去喂奶。本来了解一些睡眠知识，想给孩子一点机会自己睡过去的妈妈不得不去喂奶。妈妈一般戏称这类爸爸为"猪队友"。

相比情景2，这种情况下妈妈心里会好受一些，毕竟爸爸能陪着自己一起醒，虽然会要求妈妈去哄睡。此时，如果孩子哭闹得太厉害，也有的爸爸会起来帮忙。

情景4：

孩子和爸爸妈妈睡在同一个房间，或者同床或者分床。半夜孩子醒来哭，爸爸会帮忙哄睡，或者在妈妈喂完奶后帮忙拍嗝。

这种情况下，虽然妈妈经常会感觉爸爸笨手笨脚的，但是至少会和她一起并肩战斗。通常这种爸爸，对孩子的睡眠关注度也很高，有的还会主动学习睡眠知识。也有很多这样的爸爸主动来找我咨询。

情景5:

妈妈累时，爸爸就会和孩子一起睡，让妈妈单独睡，好好休息。半夜孩子哭，都是爸爸哄睡，用奶瓶喂奶。

这种爸爸是极品好爸爸，还会主动学习睡眠知识和育儿知识。也有不少这样的爸爸主动来找我咨询。

写到这里，我想大家应该明白了，哪类爸爸更容易支持睡眠调整这件事。情景4和情景5中的爸爸会支持，甚至会主动来找我咨询或者逼着妈妈来找我。情景1和情景2中，也有很多家庭来找我，但是大部分爸爸对这件事情的态度是，既然我不用管孩子的睡眠问题，那就妈妈说了算。这种情况下，睡眠调整开始后，最后的心理压力其实也完全在妈妈一个人身上。

能让爸爸支持这件事的方法只有一个：让他体验到妈妈的痛苦。

在我的小调查里，总体来说，参与和不参与夜间育儿的爸爸比例大体一致。让爸爸早一点参与到夜间育儿这件事情上来，最好从孩子出生开始。否则，孩子大了，只肯找妈妈，想让爸爸参与都难。家庭分工也是一种习惯模式，初期的习惯培养好了，模式建立好了，后面都是顺其自然的事情。

如果妈妈是母乳喂养，爸爸如何参与呢？

- 睡眠程序让爸爸来参与，比如换纸尿裤、睡袋，完全都可以交给爸爸。
- 小月龄的宝宝夜奶后拍嗝的任务可以交给爸爸。
- 从刚出生开始，就可以有一两次夜奶用奶瓶喂，交给爸爸。

有的妈妈希望全程亲喂。可是我们可以考量一下：少一次亲喂不会对孩子造成什么损失，如果爸爸就此养成习惯不参与育儿而造成家庭问题，这个损失是不是更大呢？

有的妈妈认为，爸爸工作忙，希望他多睡一会，自己是全职妈妈，理应多分担一些。但家庭内部的事情，分担得越多，就越有责任感。

也有妈妈说，爸爸笨，连换个纸尿裤都不会，与其教他，还不如自己来。相信大部分妈妈都对这个十分有感慨。坦白地说，我自己的两个孩子小时候，我也一直这么认为。的确，对女人来说，育儿是一种本能，男人就需要后天的学习和培养了。如果妈妈不给爸爸机会练习和学习并给他鼓励，恐怕他永远也不会。"不会"一旦成为不参与的借口，久而久之，他就会和这个家渐行渐远。

（2）家里长辈的态度

谈到睡眠问题，家中的长辈大多数会以更放松的态度来看这件事情，所以总是说："小孩小时候不都这样吗？大了自然就好了，熬一熬就过去了。"为什么会这样呢？因为老一辈人在育儿和生活上走过的坎坷路更多一些，睡眠问题如果放到生命的长河里去看，的确是很小的一件事。

大多数帮子女带孩子的长辈已经退休，没有了时间的紧迫感，耐心自然多了一些。不睡就不睡吧，抱就抱吧，的确也没什么。而年轻的职场妈妈白天要上班，夜里要带孩子，需要在两者之间找个平衡，自然希望孩子睡得好一些。全职妈妈则是 24 小时带孩子，还需要做家务，给孩子准备辅食，孩子睡得好一些，她们自己的时间多一些，身心能得到放松，情绪也会好一些。

而长辈常说的，孩子大一些就好了，比如两三岁之后，在他们那个年代也的确是这样的。之前提到过，现在的很多孩子如果小时候睡眠不好，到了两三岁后依然会存在睡眠问题，只不过由以前的频繁夜醒变成了入睡拖延症。

大部分孩子夜间都是由妈妈来带的，家里的长辈自然无法感同身受，而他们对如何抚养大我们这一代人的记忆已经淡漠了。淡漠的记忆很难再给自己造成伤痛，自己感受不到痛时也很难理解别人的痛。

不可否认的是，我们的长辈都非常爱孩子，那种疼爱甚至超出了父母对孩子的疼爱。然而对睡眠调整这件事，大部分长辈都是排斥态度。为什么呢？不能接受孩子哭闹是一方面，另一方面是源于对未知事物的恐惧，执着于自己过去的经验。

我们都曾经从过去的经验总结出来的道理或者方法中获益。往往我们在执着于这种过去的经验时，新生事物就会被自动屏蔽掉。只有孩子在面对未知事物时，才具有无知者无畏的精神，原因就是他们并未从过去的经验中得到益处或者坏处。基于这个原因，很多长辈在育儿方面更执着于经验。睡眠调整作为一种新生事物，自然会被排斥。

在睡眠调整这件事上，如果能让长辈看到它对孩子和整个家庭的益处，长辈自然就会很支持。嘟嘟妈妈来找我咨询睡眠调整时，很自豪地告诉我，孩子爸爸和她婆婆是很支持的。我问为什么，她说她婆婆看到了她侄女（糯米妈妈）带着糯米来家小住，糯米睡眠有规律，睡觉不需要人哄，且白天的状态非常好，活泼可爱、聪明伶俐。她婆婆就询问为什么孩子状态这么好，睡眠这么好。糯米妈妈坦言说，找我对孩子进行了睡眠调整后，孩子状态就变好了，自己的家庭生活也正常起来了。

我也有不少案例是出于长辈的质疑，只先进行了夜间的睡眠调整，长辈看到孩子夜间睡眠改善了，就主动提出要进行白天的睡眠改善。这些年，我也很惊喜地发现，我有不少的粉丝是家里的长辈，他们认真地阅读我的每一篇文章，给我的文章留言，甚至有的长辈找到我，请我帮助她的女儿/儿媳妇。

在对待孩子睡眠问题上，有一种特别糟糕的长辈和父母之间的关系，就是争夺养育孩子的话语权。这种情况下，双方完全被自己的自负所支配，而忘记了出发点：对孩子好。

帮忙带孩子的长辈往往觉得："我帮你带孩子，孩子的情况我最了解，孩子的吃和睡，我自然有话语权甚至决定权。"而妈妈往往觉得："我才是孩子妈妈啊，虽然我没有太多时间照顾他，但是我是他的法定监护人啊。"

当争执脱离了出发点，而变成权力之争时，矛盾就会变得激烈而不可调和。如果我们意识到了育儿已经变成了权力和话语权的争夺时，自然要停下来想想回到出发点去，是睡眠调整对孩子好，还是全家吵成一锅粥对孩子好？当然是先把矛盾平息下来对孩子最好。一个和睦的家庭也是孩子安全感的重要来源。

2. 是否要请睡眠咨询师

睡眠咨询在国内是个新兴职业。从《婴幼儿睡眠全书》的作者小土大橙子 2014 年成为中国第一位睡眠咨询师开始，这个行业目前的发展不过 5 年左右。由于目前还算靠谱的培训和认证机构都是美国的，培训课程是全英文，招生的学生人数有限，因此，这几年培养出来的合格的咨询师并不算太多。

很多妈妈在初步打算聘请我之后，和爸爸或者家中的长辈商量，得到的答案有时候是：还有这个职业？骗人的吧。而平时即使我参加一些婴幼儿教育方面的人士的聚会，在介绍自己职业时，收获的也基本都是好奇的目光。

现在，市面上的睡眠书籍并不少，网络上如何进行睡眠引导的案例也非常多，那到底是否要聘请睡眠咨询师？聘请睡眠咨询师的意义在哪里？

- 家庭预算问题。毕竟并不是每个家庭都有这个经济能力支付得起睡眠咨询的费用。但是我发现有些家庭为了改善宝宝的睡眠问题，不惜每个月支付几千元甚至上万元聘请育儿嫂来帮忙。然而，这在我看来并不是一个好的解决方案。很多时候，我们只不过是把宝宝的睡眠问题交给他人来处理，我们则失去了真正了解宝宝，和宝宝建立真正的信任关系的机会。

- 妈妈对自己是否有信心。如果妈妈学习了很多睡眠知识，对宝宝很了解，对自己也非常有信心，完全可以自己对宝宝进行睡眠引导。

睡眠咨询师能如何帮助父母？

- 给父母一个合理的预期。每个宝宝的睡眠情况都不尽相同，改善的难度、改善的时间可能都会有差别。一个合理的预期会让父母的心态好很多，否则如果自己家的宝宝改善难度大，自己则认为一周就能搞定，很容易因引导失败而放弃。而睡眠咨询师会根据自己的经验给予父母一个合理的预期。

- 当父母的好教练。睡眠咨询师这个职业虽然冠以"咨询"两个字，我个人觉得在睡眠训练中，咨询师的角色其实是教练。教练的主要作用是帮队员提高比赛成绩，而不是替代队员亲自上场。在整个过程中，咨询师做得更多的是通过分析问题来帮助父母更好地了解宝宝，建立信任关系，从而提高睡眠引导的成功率。

- 帮父母处理好细节。睡眠引导中有很多细节要注意，虽然本书已经尽可能地把这些细节全部包括进来，但是新手父母不可能对这些细节掌握得很熟练，而且宝宝哭闹时一紧张，就容易忘记掉某些细节。睡眠咨询师则可以提醒父母这些细节。

- 给父母足够的支持。睡眠咨询师虽然不是心理咨询师，但是肩负着一部分心理咨询师的工作。安抚家长的情绪就是其中很大的一部分工作，因为家长的情绪直接影响了睡眠引导能否继续下去。无数个妈妈在第一晚都打算放弃了，但是因为我在旁边，坚持了下来并收获了一个"天使宝宝"。

- 监督睡眠引导的执行。用"监督"这个词也许不太合适，花钱来请一个人监督自己，听起来不那么舒服，但是这是事实。我在开始健身时，就做了一个决定——聘请私人教练。为什么？对于我这种一点运动习惯都没有的人来说，聘请个教练来监督我是不错的。果不其然，偶尔我打算偷懒两天时，教练很快就会联系我，问我何时去健身。这样一来，我就坚持了下去，到现在已经两年多了。而对于妈妈们来说，一想到第二天早晨有个睡眠咨询师来"检查"情况，自然就更容易坚持下去。

3. 是否要先调整作息规律再进行睡眠引导

建议妈妈们在进行睡眠引导之前，先对孩子的作息规律进行调整，作息规律调整好了，自主入睡引导就会容易很多。本书的编排也是按照这个顺序来的，希望妈妈们在使用本书进行睡眠引导时，采用这个顺序。

作息规律的目的就是找到孩子内在的生物钟，这样，到了一定的时间，睡眠驱动力就会自然驱动孩子入睡。这种情况下，我们改变孩子的入睡方式，会相对来说容易一些。

案例

朵朵宝宝，4个月。调整前妈妈自己已经把她的作息和喂奶规律固定下来了，并且可以借助安抚奶嘴拍拍入睡。

主要问题就是夜醒次数比较多，大概有4次。2次喂奶，另外2次需要安抚奶嘴才能睡过去。白天小睡中间都需要安抚奶嘴或者抱来接觉。妈妈找到我，希望能帮助朵朵戒掉安抚奶嘴，完全自主入睡，减少夜醒次数，并且可以自主接觉。

调整前的作息时间：

7:00　起床喂奶

9:00～9:45　小睡

11:00　喂奶

12:00～14:40　小睡

15:00　喂奶

16:40～17:10　小睡

18:30　喂奶

19:00　夜间入睡

4 次夜醒21:30、1:00、4:00、6:00

通过观察安抚法（将在本章后面进行讲解），我们用 1 周左右帮助朵朵戒掉了安抚奶嘴，可以自主入睡。夜醒次数也从原来的 4 次左右减少到了 1 次，在凌晨 3 点左右醒来吃一次奶睡到早晨 7 点。中午的小睡，朵朵可以自主接觉不再需要安抚奶嘴的帮助。调整前和调整后作息时间几乎没有变化。6 个月添加辅食后，朵朵自己主动戒掉了夜奶。

但是，有很多孩子的作息规律是非常难固定下来的，尤其是睡眠问题多的孩子。这种情况下，先调整作息规律再进行自主入睡引导的策略就会失效。

（1）小睡短

第一章谈到过，宝宝小睡的睡眠周期一般都是 30～45 分钟。小睡短指的是，宝宝白天的每次小睡，都只能睡一个睡眠周期。小睡短的宝宝往往白天精神不好，非常黏人，需要抱着，脾气不好，多哭闹。

如果小睡短，则喂奶时间、下一觉入睡时间、夜间入睡时间都很难固定，几乎不太可能做到规律作息。

（2）夜醒频繁

另一个作息不规律的原因就是，宝宝夜醒频繁而造成白天起床时间不固定，每次小睡入睡时间和时长都不固定。

情景1：

某天晚上宝宝夜醒7~8次，早晨睡到了8点才起床。早晨的第一次小睡就推迟到了10点。而第二天，宝宝晚上睡得还不错，只有2~3次夜醒，早晨6点半就起床了，然后9点就开始第一次小睡了。

情景2：

宝宝晚上夜醒7~8次，早晨7点起床，但是早晨8点半就困了，开始第一次小睡。而第二天，宝宝晚上睡得不错，只有2~3次夜醒，早晨也是7点起床，但是9点半才开始第一次小睡。

情景3：

宝宝晚上无论睡得好与坏，都会在早晨7点阳光照进房间时醒来。宝宝夜醒如果有7~8次甚至更多，早晨第一个小睡会睡1.5小时甚至更长。如果夜醒只有2~3次，早晨第一个小睡可能只睡一个睡眠周期，30~45分钟。

上面这些情况，如果我们不先通过自主入睡引导改善夜醒，而在作息规律这个问题里面打转转，是没有可能让作息变得规律起来的。解决问题时需要跳出问题来看，而不是和问题死磕。

（3）自主入睡后作息规律的变化

有很多宝宝，虽然之前作息也很规律，但在自主入睡，夜醒改善后，作息规律也发生了比较大的变化。主要原因有：

- 夜醒改善了，早晨起床时间可能会提早一些。原来起床比较晚是夜间睡眠不好造成的。
- 夜醒改善了，白天第一次小睡的时长可能会变短，原因是夜间睡眠不好时，第一次小睡会自动延长以弥补夜间睡眠的亏欠。

● 自主入睡后，将睡眠的权利交还给宝宝，宝宝会找到自己真正的内在生物钟，而发生作息规律的改变。

案例

Yoyo 宝宝，4 个月。调整前睡眠时长总量最多只有 12 小时，但是宝宝只有一次夜奶，夜间睡得还不错。作息时间大概如下：

6:00　起床

9:00~9:30　小睡

13:00~14:30　小睡

20:00　夜间入睡

白天全程都由家里人来抱睡，加起来的睡眠时长不超过 2 小时。对于这个月龄的宝宝来说，实在太少了。但是 yoyo 是一个非常乖巧的宝宝，即使睡眠严重缺乏，也很少哭闹。

妈妈经朋友介绍找到我，通过观察安抚法进行调整，宝宝睡眠量达到了 15 小时，且自动断掉了夜奶。调整后作息时间大概在如下范围内，白天睡眠量在 4 小时左右，夜间在 11 小时左右。

7:00　起床

9:00~11:00　小睡

13:00~15:00　小睡

17:00~17:30　小睡

20:00　夜间入睡

基于以上原因，如果宝宝睡眠问题并不太严重，夜醒次数不是太多，可以尝试先调整作息规律，再进行睡眠引导。而如果宝宝的睡眠问题比较严重，比如我上面提到的白天小睡短、夜醒频繁等，就需要先引导自主入睡，然后慢慢找到适合宝宝的睡眠规律。**不一定要先调整作息规律再进行自主入睡引导。**

4. 自主入睡引导的顺序

网络上有些文章会建议先引导好宝宝的夜间睡眠再进行白天的引导。有些妈妈按照这个建议来操作，很成功，也有些妈妈收效甚微。原因在于，要根据宝宝的情况来决定一起引导，还是先引导好夜间再引导白天。

如果宝宝白天作息规律，可以先引导夜间再引导白天。先引导夜间的优点是，因为有褪黑激素的作用，相比白天要容易很多。如果夜间引导成功了，会大大增强妈妈的信心，从而将白天引导一起做成。缺点是，容易拉长战线，父母不得不忍受孩子两次的哭闹。

如果宝宝白天作息不规律，则建议白天夜间一起引导。如果先引导了夜间，则仍有可能由于白天小睡不规律，影响夜间的入睡时间；或者由于白天睡眠不足，依然夜醒频繁。夜醒频繁又会导致白天作息不规律，从而陷入一个恶性循环中，使睡眠问题没有得到实质性的改善。

睡眠训练方法解析

自主入睡的引导主要是通过睡眠训练来进行的。感谢诸多前辈，发明了很多种睡眠训练方法，让父母们可以有所选择。下面将介绍我个人对这些睡眠训练方法的使用经验，以便父母们选择适合自己孩子和家庭的方法。很多时候，父母给孩子进行睡眠训练，失败率是很高的，我也会把一些失败的原因列出来，供父母们参考。

在咨询中，妈妈们会经常问我，会用哪种睡眠训练方法。其实这并没有固定答案。往往我会通过对孩子情况的详细了解，其中包括月龄睡眠状况、作息情况、睡眠训练历史、母婴关系、父母对孩子睡眠的期望以及对哭闹的接受度来推荐睡眠训练方法。而且，在使用中，我也会把一些睡眠训练方法结合起来，并在需要时做出适当的调整。

所有的睡眠训练方法中，可以不用安抚的就不用，能用最简单的安抚方法就用最简单的安抚方法。很多时候父母觉得孩子哭闹时自己不做点什么就不对，然而，有时做多了反而会适得其反，让孩子哭闹得更厉害。睡眠训练是做减法而不是做加法。多观察孩子的情况，多给孩子机会自己尝试。

记住：我们最终是要把睡眠的权利还给孩子，让孩子学会在无人帮助的情况下自主入睡。父母的观察越准确，做得越少，孩子就学得越快。

1. 观察安抚法

这是我结合各种睡眠训练方法摸索出来的一套方法，优点是适用范围广，从 2 个月的宝宝到会站起来之前的宝宝都是适合的。而且，如果父母还是希望宝宝和自己同睡大床，这种方法也是适用的。

（1） 具体做法

第一晚

当我们完成了一系列温柔的睡眠仪式——洗澡、按摩、喂奶、换睡衣后，抱抱并亲亲宝宝，在他有些许睡意但是还处于清醒状态时，放入婴儿床里。

我们可以把宝宝平时喜欢的安抚物放在他手上。如果宝宝平时没有常用的安抚物，我们也可以替他选择一个。

同时，我们可以打开宝宝平时常用的白噪音、睡眠音乐或者拿出小海马。如果 6 个月以内的宝宝平时没有常用的白噪音或者睡眠音乐，我们也可以帮他选择一种。通常 6 个月以内的宝宝，我比较推荐嘘嘘声或者吹风机的声音。

宝宝开始可能会小玩一会，然后开始哼哼唧唧，此时，我们不需要做任何干预，给宝宝一些机会尝试安抚自己。接下来不一会，宝宝可能会哭起来，我们就可以开始使用安抚方法了。安抚的手段有以下几种：

- 轻轻拍拍宝宝的肩头或者后背。
- 轻轻抚摸宝宝的后背。
- 轻轻抚摸宝宝的额头。
- 将安抚巾轻轻划过宝宝的脸。
- 如果是在大床上引导，我们也可以搂搂宝宝。

同时配合声音的安抚，对于6个月以内的宝宝来说，声音的安抚可能会比身体的安抚更有效果一些。

4个月以内的宝宝可以用以下的声音安抚，并在宝宝哭闹厉害时调大声音：

- 白噪音：嘘嘘声或者吹风机的声音。
- 妈妈嘴里发出"哦哦"的声音。
- 有节奏的拍手声音。
- 揉搓塑料袋的声音。
- 妈妈的歌声。

而对于6个月以上的宝宝，妈妈的说话声往往更能给他安抚。值得注意的是，妈妈在和宝宝沟通时，语气一定要温柔且坚定，不能有任何慌张的感觉。

还需要注意的是，肢体的触摸要在宝宝不哭闹时停下来，不然很容易变成宝宝需要拍着入睡或者摸后背入睡。如果没有这些联想，宝宝就不能自己平静下来。也不能给宝宝创造出依赖妈妈肢体入睡的新的睡眠联想，例如抓着妈妈的手或者吮吸妈妈的手指入睡。

第一晚可以尝试这些安抚手段，找到其中一到两种让宝宝平静下来的方法。如果试过所有的方法都不能让宝宝平静下来，也不要气馁，因为第一天晚上的哭是不可避免的。所有的睡眠训练方法中，前几晚的哭闹都是不可避免的。

这些安抚手段存在的意义在于：告诉宝宝，妈妈是在旁边的，在改变的过程中，妈妈会陪着你一起，同时又不会过度干扰宝宝自己平静下来。另外一种理解就是：这些安抚手段通常也能用来安抚妈妈的情绪，让妈妈的内疚感减轻一些，从而使睡眠训练更容易坚持下去。

第二晚和第三晚

此时，宝宝的哭闹通常会减弱一些，哭闹的时间也会短一些。我们需要在这两晚的时间里尽可能减少肢体接触和妈妈发出声音去安抚。白噪音、睡眠音乐和小海马等不需要妈妈干预的声音则可以留着直到宝宝入睡。

后面几晚

如果是宝宝独自睡婴儿床，且婴儿床的布置遵循了本书第三章给出的安全指南，则可以在后面几晚采用如下的方案，让宝宝做到不需要大人陪伴就能自主入睡。

在宝宝已经可以平静地自主入睡后，我们要观察宝宝是否会在入睡时把注意力放在我们身上了。如果宝宝没有把注意力放在我们身上，我们则可以放下宝宝离开房间，由宝宝独自完成自主入睡的过程。通常 6 个月以内的宝宝会比较容易做到。

如果是 6 个月以上的宝宝，则可以按照下面的方法来慢慢挪出房间：

- 每天晚上远离宝宝半米的距离，直到最后坐到门口。在这个过程中，如果宝宝还是哭闹且没有其他原因，我们可以说说话来安抚宝宝。
- 我们坐在卧室门外后，敞开卧室门，然后每天将卧室门关小 1/4，直至最后关上。

这个方法成功的关键点在于：父母要仔细观察宝宝的反应并做出相应正确的选择。比如有的宝宝可能越拍越哭，我们就需要换其他的安抚方式。

（2） 这个方法的优点

- 适用的年龄段非常广，从 2 个月开始到宝宝会站起来之前都可以使用。

- 比较温和，大多数家庭都可以接受。

- 可以适用于宝宝和父母同床的情况。

- 开始几天妈妈陪伴在旁边，也有助于及时处理宝宝在睡眠训练中可能
  发生的状况。比如排便，穿盖过多导致出汗等。待妈妈处理了发生的
  情况后再离开。

- 通过观察，妈妈会对宝宝的入睡情况和需求更了解。

（3） 夜醒和白天小睡接觉训练

针对夜醒，我们可以采用部分延迟安抚的方式。如果宝宝只是哼哼唧唧
或者不哭闹，我们不需要有任何举动。如果宝宝大声哭闹，我们可以先用声
音安抚，最好是不需要妈妈介入的白噪音。如果宝宝继续哭闹，我们可以根
据自己的承受能力等 5 ~ 10 分钟，再用夜间入睡的方式去安抚。

白天小睡时，如果宝宝只睡了一个睡眠周期就醒来，且不哭闹，我们可
以按兵不动。如果宝宝开始哭闹，我们则可以采用和夜间入睡一致的安抚方
式来干预。

案例1

烨烨，男宝宝，8 个月。做睡眠引导时还不会熟练爬行。

引导前的主要情况：

抱哄入睡，且入睡非常困难，每一觉都要哄半个小时以上；

早晨起床时间不固定，在 7:30 ~ 9:30 之间；

夜醒频繁，最多可达 7 ~ 8 次；

午睡半个小时后都要抱起来接觉。

引导前的作息时间：

7:30　起床

10:00~10:30　小睡

14:00~15:30　小睡（具体时长在1~2小时之间，不固定）

21:00　夜间入睡

引导过程：

第一天晚上，入睡前哭闹了半个小时，然后晚上10点半左右又醒来开始哭闹，这是他以前喝奶的时间，妈妈坐在旁边安抚了大约1小时，他才安静下来睡过去。接着凌晨4点半又醒过来，哭闹了10分钟后他平静下来试图入睡，但是又花了近50分钟才睡过去。第一天白天的小睡则给了妈妈很大的惊喜，上午的小睡只哭闹了10分钟便哼哼唧唧睡过去，下午小睡只哭闹了5分钟就睡过去了。

第二天晚上，1点40分和2点20分左右醒来时，都没有超过20分钟就自己睡了过去，期间，妈妈等了几分钟，安抚了一下。凌晨4点半左右又醒来，继续哭两声，1小时后睡过去。第二天白天不太哭闹，睡了两个1.5小时的觉，之前从来没有过。

第三天晚上他没有夜醒，一直睡到了早晨7点半。

接下来虽然因为妈妈出门的原因，作息有时不规律，过度疲劳，但是白天几乎都能保证至少2.5小时的睡眠。夜间醒来或者哼唧几下或者安抚几分钟都能睡过去。到第10天左右，他基本不再夜醒。

同时，妈妈遵循我的建议，每天离婴儿床远一点，慢慢撤离，到第10天撤到了门口，第14天放下后就可以离开房间。烨烨自己哼哼了几下，抱着他的安抚物就睡着了。

引导后的作息时间：

7:30　起床

9:30~10:20　小睡

14:00~16:00　小睡

21:00　夜间入睡

引导过程中有很多次反复，有时是因为过度疲劳而哭闹，有时是因为辅食吃得不好又在早晨5点左右饿醒。但是妈妈都坚持下来了。

案例2

灿灿，男宝宝，2个月。

引导前的主要情况：

入睡都需要抱哄或者奶睡；

前半夜放不下，晚上7点左右开始抱哄，需要抱到9点多才能放下；

白天小睡也需要抱哄来接觉。

引导前的作息时间：

7:30　起床

9:00　小睡40分钟

11:00　小睡30分钟~2小时，不固定

14:00　小睡30分钟~2小时，不固定

17:00　小睡时长不固定，有时不睡

19:00~21:00　夜间入睡

引导前妈妈自己使用了法伯法（后面会进行介绍），第一晚用了半小时左右灿灿就入睡了，但是10分钟后醒来，安抚10分钟左右再次入睡，但是只睡了10分钟就醒来了。妈妈遂放弃，来找我求助。

引导过程：

使用观察安抚法，给灿灿裹上襁褓。

第一天晚上，妈妈19:30把灿灿放在床上，他哭了10分钟就入睡了，一直睡到21:30醒来，妈妈安抚了半小时后喂奶。第一天晚上在22点、24点、3点喂了三次夜奶。

第一天白天，灿灿没有哭闹就入睡了，午睡一口气睡了3小时。并自此开启了入睡不哭闹，白天可以午睡3小时的"开挂"模式。

晚上，妈妈给灿灿裹好襁褓，打开白噪音，和灿灿道晚安离开房间，灿灿不哭不闹，扭几下就睡了。

但是灿灿夜间还会在22点、24点、4点醒来吃三次夜奶。鉴于灿灿月龄比较小，在灿灿22点醒来时，我让妈妈安抚灿灿20分钟左右，如果睡不过去再喂夜奶。从第五天晚上开始，灿灿的第一次夜奶推迟到了23点多，第二次夜奶推迟到了3~4点，自此就开始吃两顿夜奶而不是三顿了。

然而，第10天时，妈妈感冒传染了灿灿。灿灿入睡虽然也很顺利，但是入睡后睡不踏实，白天由于鼻塞也接不上觉。妈妈就轻拍帮他接觉，实在不行就等下一次小睡。两天后，灿灿感冒症状减轻，睡眠问题彻底好转。"天使宝宝"又回来了。

引导后的作息时间：

7:30　起床

9:00~11:00　小睡

12:10~14:10　小睡

15:40~17:00　小睡

18:00~18:20　小睡

19:30　夜间入睡

2次夜奶　1:00和5:00

点评：

月龄小的宝宝引导起来相对容易一些，而且引导好后也比较容易巩固，即使碰上生病这样的情况，也会在2~3天彻底好转。

2．间隔放倒法

这也是我结合各种睡眠训练方法摸索出来的一套针对会扶站的宝宝的睡眠训练方法。如果父母和宝宝同睡大床，这个方法也是适用的。

（1） 具体做法

当我们完成了一系列温柔的睡眠仪式——洗澡、按摩、喂奶、换睡衣后，抱抱并亲亲宝宝，在他有些许睡意但是还处于清醒状态时，放入婴儿床里。

宝宝可能会站起来玩耍，我们可以通过语言让宝宝躺下睡觉，并拍一拍床垫，但是不要频繁这么做。

宝宝困了之后会开始哭闹，此时，我们依然用语言安抚宝宝，并拍拍床垫，示意他躺下睡觉。可以参照表7所列的哭闹时长间隔来把宝宝放倒在婴儿床上。

表7　放倒法时长间隔表

	第一次放倒间隔（分钟）	第二次放倒间隔（分钟）	第三次放倒间隔（分钟）	第四次放倒间隔（分钟）
第一天	2	4	6	6
第二天	4	6	8	8
第三天	6	8	10	10
第四天	8	10	15	15
第五天	10	15	20	20

如果想要宝宝在没有家长的陪伴下自主入睡，可以按照下面的方法来慢慢挪出房间：

- 每天晚上远离宝宝半米的距离，直到最后坐到门口。在这个过程中，如果宝宝还是哭闹且没有其他原因，我们可以说说话来安抚宝宝。
- 我们坐在卧室门外后，敞开卧室门，然后每天将卧室门关小1/4，直至最后关上。
- 期间如果需要放倒宝宝，走过去放倒并坐回原位置。

需要注意的是，这个方法的目的是让宝宝循序渐进学会自己倒下入睡，而不是依赖我们去放倒。家长在使用这个方法时一定要耐心地等时间，切莫为了让宝宝尽快入睡而过于频繁地放倒宝宝，这只会适得其反。

在使用这个方法时，一定要注意拉长时间间隔并根据宝宝的情况灵活调整。如果观察到宝宝在第二天或者第三天就完全可以自己倒下去了，则可以尝试采用第五天的放倒间隔或者更长，甚至不去放倒宝宝。第六天及以后完全不需要放倒宝宝。

如果宝宝夜醒和白天小睡接觉时哭闹，我们也可以采用同样的方式来安抚宝宝。

（2） 这个方法的优点

- 比较温和，大多数家庭都可以接受。
- 可以适用于宝宝和父母同床的情况。
- 开始几天妈妈陪伴在旁边，也有助于及时处理宝宝可能在睡眠训练中发生的状况。比如排便，穿盖过多导致出汗。

案例

琨琨，男宝宝，11个月，已经可以熟练地爬和扶站。

引导前的主要情况：

抱哄入睡；

频繁夜醒，只要妈妈不陪着睡，就会半个小时醒一次；

晚上入睡太晚，9点半才入睡；

白天小睡都需要抱哄接觉。

引导前的作息时间：

8:00　起床

10:30~12:00　小睡

15:30~17:00　小睡

21:30　夜间入睡

琨琨4～10个月大时一直在中国生活，白天妈妈上班后由外婆照顾，从出生开始睡眠一直不好，养成了抱睡的习惯。夜间入睡后每30～45分钟都要醒来，或者用指甲抠妈妈的脖子才能入睡，或者需要重新抱哄或者喂奶。

琨琨10个半月时，妈妈带着他到美国和爸爸团聚。妈妈开始全职照顾琨琨，白天既要做辅食，也要做家务。晚上琨琨睡后妈妈也需要做家务，无法做到陪睡。妈妈找到我希望能帮助琨琨。

引导过程：

第一天晚上经过几轮放倒，45分钟后，琨琨坐着睡着了，妈妈就势放倒了他。晚上分别在10点半左右，1点左右坐起来哼唧，还没等到妈妈起来干预，就又睡了过去。凌晨3点醒来，妈妈等了几分钟后安抚了1小时才入睡。第二天白天小睡基本都是半个小时就能入睡了，给了妈妈很大的惊喜。

第二天晚上15分钟左右就睡着了，但依然是坐着入睡。夜醒一次，不到5分钟就睡过去了。到了第五天，夜间就不需要妈妈放倒了，自己倒下去就睡了。

从第三天晚上开始睡整夜不再醒来，但是他会在凌晨2点半左右哼哼唧唧睡不踏实。妈妈发现是室内温度变低，帮他加盖了毯子就好了。

到了第七天，妈妈带他去超市买菜，回来晚了，错过了午睡的时间，他在婴儿车上小睡了一下。结果午睡花了很久才入睡，且只睡了半个小时。接下来的一个星期，他的午睡也只睡30～45分钟。

妈妈坚持给他30分钟左右的时间让他继续睡过去。终于在第11天时，他又恢复了午睡2小时的习惯。

在这个过程中，妈妈始终按照我的建议，每天拉长放倒间隔，直到他第五天可以自己倒下，妈妈就不再干预了。同时，妈妈也以每天半米的距离将自己坐的椅子挪了出去，挪到门外时每天将门缝关小1/4，直到最后可以关上门离开。

3. 抱起放下法

抱起放下法是由《实用程序育儿法》的作者特蕾西·霍格女士发明的。这也是被很多妈妈广泛采用的非常温和的睡眠训练方法。一般适用于 4 个月以上的宝宝。

（1） 具体做法

当我们完成了一系列温柔的睡眠仪式——洗澡、按摩、喂奶、换睡衣后，抱抱并亲亲宝宝，在他有些许睡意但是还处于清醒状态时，放入婴儿床里。

宝宝开始可能会小玩一会，然后开始哼哼唧唧，此时，我们不需要做任何干预，给宝宝一些机会尝试安抚自己。如果宝宝开始哭闹，可以先尝试用妈妈的声音安抚他，并轻轻地把手放在他背上。

如果宝宝还是哭闹不停，就把宝宝抱起来，等宝宝一停止哭泣就立马放下，而且不要迟疑。如果宝宝持续哭闹，抱几分钟后也需要放下。4 个月左右的宝宝，抱的时间不要超过 4~5 分钟；6 个月左右的宝宝，不要超过 2~3 分钟；9 个月左右的宝宝则必须马上放下。

如果在弯腰放下宝宝的过程中，宝宝还是哭泣，也不要迟疑，仍然把宝宝放到床上。如果宝宝继续哭闹，再抱起来。如果宝宝的头向后仰，也就是我们常说的打挺，也要把宝宝放下来。

重复这个过程，直到宝宝入睡。

在随后的几天里，慢慢减少抱起放下的次数，直到宝宝放到床上后就能自己入睡。

这个方法虽然很温和，但是妈妈们自己使用时，却容易出现很多问题导致失败。来咨询我的很多妈妈，都是采用了这个方法但没有成功。

为了确保这个方法的成功，在使用时，需要特别注意以下几个方面：

● 很多父母的误区是把抱起放下法当成了哄睡方法而不是睡眠训练方法。

抱起放下法是在短期内使用的，最终目的是不使用这个方法。所以要在第一晚之后尽快减少抱起放下的次数和频率。如果训练成功之后，孩子入睡又有哭闹，要寻找哭闹的原因而不是简单粗暴地重启抱起放下法。

- 抱起宝宝的目的是安抚宝宝，而不是让宝宝在我们怀里睡过去或者迷糊。很多妈妈在使用这个方法时，往往放下时宝宝已经睡着了或者迷糊了。最后的结果变成了放下哭闹，抱起来睡着。

- 当宝宝开始哼哼唧唧或者已经不怎么哭闹时，就不要抱起来宝宝，要给他一些机会让他尝试自己安抚自己。很多妈妈在宝宝开始哼唧时就迫不及待地抱起宝宝，然后放下时宝宝就会号啕大哭。这时妈妈的情绪就彻底崩溃，认为这个方法不适合自己的宝宝。

- 抱起放下法不能让宝宝不哭闹，只是用抱起来的方式安抚宝宝，让宝宝感受到妈妈在陪着他、安慰他。而且，抱起放下法对妈妈的心理承受能力和体力的要求都很高。因为抱起宝宝时他虽然不哭了，但是被放到床上后很多宝宝的哭闹会比抱起来之前更厉害。这个情况会让妈妈感到内疚，认为自己哪里做错了。其实宝宝哭闹得更厉害的原因不过是从被抱着到被放下的落差感太大了！

- 抱起宝宝的目的是安抚宝宝，而不是无尽地表达妈妈的内疚。如果宝宝在妈妈怀里感受到了妈妈的内疚，只会哭闹得更厉害。

- 特蕾西女士也特别强调这个方法并不适用于3个月以内的宝宝。如果对很小的宝宝使用这个方法，反而会刺激到宝宝。

（2）这个方法的优点

- 适用于3个月以上甚至1岁以后的宝宝。
- 非常温和，父母对这个方法的接受度非常高。
- 可以适用于宝宝和父母同床的情况。
- 妈妈全程陪伴在旁边，对宝宝的情况了如指掌，更能及时解决问题。

如果对这个方法的认识有误区，或者对这个方法的本质理解有问题，就很容易失败。

（3）夜醒和白天小睡接觉训练

如果宝宝夜间醒来只是哼哼唧唧，我们可以按兵不动。如果宝宝开始大声哭闹，我们可以尝试用声音来安抚宝宝。如果安抚不住，我们可以采用抱起放下法。直到宝宝入睡。

如果宝宝白天小睡醒来只是哼哼唧唧，我们可以按兵不动。如果宝宝开始大声哭闹，我们可以采用抱起放下法，直到宝宝入睡。

案例

嘟嘟，男宝宝，7个月，还不会爬。

训练前的主要情况：

白天爷爷奶奶带，都是抱哄入睡；

夜间妈妈带，奶睡；

频繁夜醒，且每次都需要奶睡。

引导过程：

考虑到白天妈妈上班无法完成引导，就先只进行夜间引导，白天爷爷奶奶按照作息规律来哄睡。

第一天晚上，经过多次抱起放下，嘟嘟花了1小时左右才入睡。夜间9点半和12点半再次醒来，妈妈抱起放下的过程大概10分钟左右，嘟嘟再次入睡。凌晨3点半再次醒来，妈妈抱起放下的过程大概持续1小时才入睡。早晨5点30分左右嘟嘟再次醒来，妈妈直接喂奶入睡。

第二天晚上，1点30分左右只抱起放下了大概10分钟，嘟嘟就睡着了。接下来凌晨4点左右抱起放下两次入睡。早晨5点左右嘟嘟再次醒来吃奶入睡。

第三天晚上，嘟嘟在10点和1点30分醒来，妈妈唱歌安抚，自己睡过去了，凌晨3点醒来，抱起放下两次入睡。早晨5点30分醒来吃奶入睡。

第四天白天，带出去玩导致作息时间变乱，夜间1点30分到3点之间醒来多次。

第五天晚上，分别在9点、2点、4点醒来，但是几乎都能在10分钟以内睡过去。之后几天晚上依然有一次夜醒需要妈妈抱起来。

到第10天晚上之后，嘟嘟就不再夜醒，自己一觉睡到早晨5点，吃奶然后继续睡到7点。

点评：

睡眠引导中，如果白天作息时间被打乱，则已经改善的夜醒问题可能会反复，需要4~5天才能恢复。

4. 椅子法

椅子法，也称为安睡女士渐进法，是美国有名的睡眠女士，金姆·韦斯特发明的睡眠训练方法。适用于2个月以上的宝宝。

（1）具体做法

第1~3天

当我们完成了一系列温柔的睡眠仪式——洗澡、按摩、喂奶、换睡衣后，抱抱并亲亲宝宝，在他有些许睡意但是还处于清醒状态时，放入婴儿床里。我们坐在婴儿床旁边的一把椅子上。

如果宝宝烦躁地哭泣，我们可以轻轻拍拍他，抚摸他或者搂一下他，但是不要频繁这么做。第一晚可以稍微频繁一点，第二晚和第三晚就要减少触摸。

尽量不要抱起孩子，如果他特别烦躁，可以在婴儿床上方抱起来让他平静，但是控制时间，不要太长。不要把孩子抱到入睡，否则就又变成了抱哄。

第4~6天

把椅子挪到婴儿床和门口之间，如果宝宝还是哭闹，可以发出声音来安抚宝宝，说说话、唱唱歌，让宝宝平静下来。

第 7 ~ 9 天

把椅子挪到门口，确保宝宝能看到我们。如果宝宝还是哭闹，继续用声音来安抚宝宝，但要降低声音安抚的频率。

第 10 ~ 12 天

把椅子挪到门外，但是开着门，让宝宝可以看到你。仍然可以发出声音来安抚宝宝，但是要极大地降低频率。

第 13 天以后

基本上可以放下宝宝成功地离开房间了。

（2） 夜醒和白天小睡接觉训练

宝宝夜醒哭闹和午睡只睡了一个睡眠周期就醒来哭闹时，也应当采用和夜间入睡同样的方式来安抚宝宝。但值得注意的是，这个方法在处理夜醒时，如果我们和宝宝睡在同一个房间，可以相应调整我们在大床上的位置，而不必要大半夜找把椅子坐在上面。

（3） 使用时要特别注意以下几点

- 这个方法仅适用于睡婴儿床的宝宝。和父母同睡大床的宝宝，出于安全性考虑，不推荐使用这个方法。
- 第一天晚上，给宝宝的身体接触、安抚要尽量少，在宝宝不哭闹时就不要做安抚，否则很容易造成新的睡眠联想。尤其是 7 个月以上的宝宝，很容易依赖妈妈的拍和抚摸。
- 循序渐进地挪出去，尽量不要倒回去。如果不得已倒回去，就需要从头开始，而且难度会变大。

- 第 13 天以后，如果直接关上门宝宝会哭闹，可以循序渐进地关门，隔
  2～3 天将门关上 1/3 或者 1/4，直到宝宝完全适应。

（4） 这个方法的优点

- 适用范围非常广，8 周以上的宝宝都可以使用。

- 非常温和。

- 开始几天妈妈陪伴在旁边，也有助于及时处理宝宝可能在睡眠训练中
  发生的情况。比如排便，穿盖过多导致出汗。

案例

麦克，男宝宝，8 个月。

引导前的主要情况：

依赖奶睡；

在大床入睡；

夜里会醒来 2～3 次；

白天睡眠量只有 2～3 小时。

引导过程：

开始采用间隔放倒法，一周以后麦克可以在妈妈的陪伴下自主入睡，且没有夜奶/夜醒了。这时在我的指导下，妈妈开始坐在小床和门中间三天。后面三天妈妈因为比较担心麦克，没有按照我的建议坐到门口，而是躲在了房间的柜子后面。

有一天入睡时，因为挡住柜子的一块小板倒了，麦克发现了妈妈，随即大哭大闹。妈妈不得已又坐在了小床和门中间。差不多又花了一个星期才挪出房间。

点评：

在执行这个方法时尽量不要倒回去，如果倒回去，就需要花更多的时间才能挪出去。

5. 法伯法

法伯法，也称为"延迟响应法"，是由美国波士顿儿童医院儿童睡眠障碍中心主任，哈佛医学博士理查德·法伯发明的睡眠训练方法。这也是被妈妈们广泛采用的睡眠训练方法。然而，法伯法在很多父母看来不够温和，经常被诟病。

（1） 具体做法

当我们完成了一系列温柔的睡眠仪式——洗澡、按摩、喂奶、换睡衣后，抱抱并亲亲宝宝，在他有些许睡意但是还处于清醒状态时，放入婴儿床里。然后和宝宝道晚安，离开房间。

如果宝宝哭闹，妈妈可以等待一定的时间再进房间去安抚宝宝。安抚的方式应该尽量简单，和宝宝说说话、拍拍宝宝。停留不超过 2 分钟就离开房间。每次等待的时间可以遵循表 8 中所列的时长。

表8　法伯法等待时间表

	第一次等待时间（分钟）	第二次等待时间（分钟）	第三次等待时间（分钟）	三次以后的等待时间（分钟）
第一天	3	5	10	10
第二天	5	10	12	12
第三天	10	12	15	15
第四天	12	15	17	17
第五天	15	17	20	20
第六天	17	20	25	25
第七天	20	25	30	30

（2） 使用时要注意以下几点

● 因为使用这个方法时大人不在房间里，一定要确保睡眠环境的安全。

如果父母和宝宝同床睡，则不建议使用这个方法。

- 如果到了等待时间，我们需要进房间查看时，听到宝宝停止了哭声并准备入睡了，我们可以暂时不进入房间。如果宝宝再次哭闹，且声音非常大，我们再进入房间。

- 这个时间表是可以灵活调整的，如果父母不能忍受宝宝长时间的哭闹，可以相应缩短表中的时间，但是要确保等待时间是随着次数、天数延长的。

- 如果宝宝有非常严重的分离焦虑，则不建议使用这个方法。

虽然法伯先生在他的书中明确表示，此方法适用于 3 个月以上的宝宝，也有很多妈妈在宝宝 3 个月左右时使用这个方法训练成功，但是我仍然建议将这个方法限制在 6 个月以上，1 岁以内的宝宝使用。因为 6 个月以内的宝宝可能存在翻身过去自己翻不回来，或者将襁褓踢开了无法安静下来等情况，需要父母的协助；1 岁以上的宝宝可能存在严重的分离焦虑，而且哭闹非常厉害让父母无法接受的情况。

（3） 夜醒和白天小睡接觉训练

在宝宝夜间醒来哭闹时，采用表 8 中提供的时间，延迟安抚。白天小睡时，如果宝宝只睡了一个睡眠周期就醒来哭闹，也采用表 8 中提供的时间，延迟安抚。

（4） 这个方法的优点

- 使用起来非常简单。父母不必费心费力观察宝宝，不容易过度干预。

- 父母还是可以不时进入房间检查宝宝的情况，解决宝宝的问题，比如排便和过热出汗。

- 对夜醒的改善见效快，一般 3~4 天夜醒次数就会明显减少。

案例

妹妹，女宝宝，10个月。做睡眠训练已经可以熟练扶站。

引导过程：

妈妈在妹妹6个月时对妹妹进行了抱起放下法的训练，妹妹夜间可以自主入睡，且睡得还不错，只是前半夜10点左右醒来需要妈妈抱着安抚一下才能睡过去。但是妹妹的情况并不是十分稳定，隔一段时间会半夜频繁醒来大哭大闹。白天依然要抱哄，且入睡非常困难。接近10个月时，妹妹出现了下午怎么哄都不睡的情况。

由于夜间妹妹一直在妈妈的陪伴下自主入睡，妈妈认为暂时不需要做任何改变。只需要减少晚上10点左右那次夜醒即可。白天妹妹小睡时我们使用了间隔放倒法。

第二天晚上，妹妹就不再夜醒。然而，白天入睡依然要1小时以上的时间，明明已经很困了，就是不睡。一直持续了三天都没有任何改善。

第四天，我们改用法伯法。

使用法伯法的第一天晚上，虽然妈妈离开了，但妹妹也没有哭闹就睡过去了。使用法伯法第二天的白天妹妹只闹了20分钟左右就睡了，虽然午睡也只睡了半个小时。使用法伯法第三天，妹妹已经不哭不闹，到时间就自己睡了，但是午睡依然短，只睡半个小时。使用法伯法第五天，妈妈在妹妹的床上铺了一个凉席，妹妹午睡时就整整睡了2小时。我们判断虽然妹妹穿得比较少（25℃时只穿一件短袖上衣），但是她比较怕热，身下太热导致她小睡时间短。

自此，妹妹从一个哭闹磨人的小女孩变成了一个爱睡觉、性格好的宝宝。1岁多的时候，到了睡觉时间，妹妹就拉着妈妈往卧室走，指着自己的床表示要睡觉。

点评：

对于会站的宝宝来说，有时温和的方法未必能解决问题。有的宝宝看到妈妈会很兴奋，更难入睡，妈妈反而成了宝宝的兴奋剂。法伯法就能更好地解决这个难题。

睡眠训练的难点和要点解析

1．夜醒的睡眠训练要点

夜醒的睡眠训练要与入睡的睡眠训练一起进行。如果入睡时进行了睡眠训练，在宝宝夜醒后，依然采用喂奶和抱哄的方式来让宝宝入睡，那自然是没有效果的。

针对夜醒的睡眠训练，我们可以先确定宝宝的夜奶次数和时间。我一般建议6个月以内的宝宝夜奶保留0~2次，6~8个月的宝宝夜奶保留0~1次，8个月以上的宝宝则全部戒掉夜奶。如果3个月以上的宝宝还有3次夜奶，可能就会影响到白天的吃奶量。

有父母会惊恐地问我，这样可以吗？宝宝饿了怎么办？

事实上，很多宝宝的夜奶基本上都是用来安抚入睡的，而不是真正的饿，很多宝宝只是随便吃两口就又睡了过去。而大部分频繁夜奶的宝宝在白天都是不好好吃奶的，有的宝宝甚至一个上午都不怎么吃奶。添加了辅食的宝宝，辅食吃得也不好，原因只有一个，夜间吃了太多奶，饮食也黑白颠倒了。

这种情况下，并不能指望让宝宝白天多摄入来解决问题，而只能减少他的"夜宵"。

两顿夜奶的时间我比较建议在0~1点和4~5点。一般来说，两顿夜奶的间隔在4小时比较好，宝宝才不容易过早醒来或者有第三顿夜奶。如果只有一顿夜奶，大部分宝宝会在凌晨3点或者以后。

针对非夜奶时间的夜醒，其实最有效的方法就是在宝宝醒来哼哼唧唧时按兵不动，然后相应选择使用前面提到的各种睡眠训练方法。

值得注意的是，我虽然建议了夜奶时间，但是如果宝宝没醒或者没哭没闹，也不要主动喂夜奶。一个常见的情况就是，习惯了宝宝一醒就冲过去安抚的妈妈，在夜醒的睡眠训练期间，很容易在宝宝刚刚醒来时就冲过去喂奶，因为这时大脑并不清醒，很容易下意识地采用原来熟悉的方式。所以，从这个角度来说，睡眠训练主要是对我们成人对待宝宝反应的一种训练。

2. 白天小睡接觉训练要点

我经常接到的一个咨询问题是：宝宝白天小睡接觉，有没有什么技巧？大部分家长都认为，宝宝接不上觉，是自己做的有问题，自己的技能不够。所以才会到我这里来寻求技巧。

真相是，接觉和入睡都是宝宝自己的事情。宝宝接不上觉，是宝宝自己的能力不够，而不是我们成人的技巧不足。只有帮助宝宝发展他自己的自主接觉能力，在不需要大人的干预下自己连接两个睡眠周期，才是解决问题的关键所在。

白天小睡的自主接觉，是自主入睡的"高级版本"，是整个睡眠训练中的难题，尤其是 8 个月以内的宝宝。有一部分宝宝在熟练自主入睡之后，1 ~ 2 天之内就能自主接觉了。而有一些宝宝，尤其是白天小睡短的宝宝，则需要训练接觉。

我建议把接觉训练的重点放在午睡上，毕竟，午睡会一直保留到 3 ~ 4 岁，而午睡能睡长，对宝宝一天的精神状态非常重要。

一般来说，我建议在宝宝睡了一个睡眠周期醒来哭闹后，让他在床上多躺 10 ~ 40 分钟，持续哭闹就采用睡眠训练方式来安抚。时间的长短完全取决于宝宝的哭闹程度和家长的承受能力。通过安抚和让宝宝多躺这一段时间来告诉宝宝，他还是需要继续睡过去的。

值得注意的是，如果宝宝过度疲劳，很容易小睡短接不上觉。另外，如果在小睡中睡眠环境有问题，比如，温度升高或者突然有很吵的声音，也容易造成宝宝接不上觉。

3. 早醒问题

如果宝宝在早晨 6 点之前醒来，且醒来 1 小时以内就哭闹要继续睡，就算真正意义上的早醒了。

（1）早醒的原因

光线变化

宝宝夜间的睡眠受褪黑激素分泌影响。褪黑激素天黑时开始大量分泌，而太阳出来后则分泌量下降。有的宝宝对太阳时特别敏感，有的稍微差一点。而有些宝宝是对光线的变化很敏感，天一亮，他们就会感觉到并醒来。如果哪天阴天下雨，没有出太阳，他们就会醒得晚一些。而对太阳时敏感的宝宝阴天也会在早晨 5 点醒来。

夏天太阳出来得早，是早醒的高发期，很多宝宝夏天都会在早晨 5 点多醒来。而这个问题会在冬天得到缓解。我前面提到过，这种情况下，投资一个遮光窗帘是一个很好的解决办法。

噪音

后半夜宝宝的浅睡眠比较多，清晨睡眠更浅，更容易醒。家里有人早起，可能会吵醒宝宝。另一个常见的现象是，如果爸爸在清晨打呼噜，也会导致孩子早醒。家附近有商业场所很早就开始营业的，楼下有叫卖早点的，也会导致孩子早醒。

温度变化

凌晨四五点时外界温度最低，而人体这时的温度也会比较低。在昼夜温差变化比较大的地方，宝宝经常会因为清晨温度比较低而被冻醒。

这种情况下，如果能开启空调，保持环境温度的恒定是最好不过的。如果没有办法保持温度的恒定，就要辛苦父母在后半夜给孩子加盖毯子了。

月龄问题

有很多四五个月的孩子，甚至三个月的孩子，会在早晨四五点咿咿呀呀地起来玩。这是该月龄段特有的现象。如果不过度干预，它会在一段时间后自动缓解。

人为干预

有一种早醒是人为干预造成的。宝宝由于月龄、光线、噪音等原因发生了早醒，并且哭闹。很多时候宝宝还可以在 1 小时之内睡回笼觉。家里的长辈或者阿姨为了能让辛苦了一夜的妈妈再多睡会，就把宝宝抱走去玩。久而久之，就养成了习惯，宝宝到早晨 5 点必醒，醒来必闹，不抱出去玩就一直闹。

晚上入睡太晚

晚上入睡太晚，导致宝宝过度疲劳，也是早醒的元凶之一。有一个误区认为，宝宝早醒是因为睡得太早。所以为了杜绝早醒，很多家庭就推迟了宝宝夜间入睡的时间。这非但不能解决问题，反而会造成宝宝夜间睡眠量不足。

一个常见的问题是，没有及时并觉（常见于三觉并两觉和两觉并一觉），使宝宝夜间入睡比较晚，导致早醒。

出牙

很多大月龄的宝宝，通常是 1 岁以后的宝宝，因为出牙而导致一定程度的早醒。往往在牙尖冒出后，早醒问题就会消失。

（2）早醒的睡眠训练要点

如果家长已经了解上述原因并已采取相应的措施，宝宝依然早醒，那在睡眠训练期间，就要把早醒当成夜醒来处理。不要安排宝宝起床，也不要陪玩。到了既定的起床时间，再拉开窗帘，安排宝宝起床。

睡眠训练的常见问题

1. 哪种睡眠训练方法宝宝会哭闹最少

大部分父母都认为，温和的睡眠训练方法宝宝会哭闹少且时间短，而不温和的方法宝宝会哭闹时间长。

然而事实是，宝宝哭闹时间的长短、强度更和宝宝的性格以及以前的睡眠基础相关，和睡眠训练方法的相关性要弱很多。

我听过很多宝宝的哭声，有的宝宝从头到尾也只是哼哼，偶尔会大哭几声，妈妈说宝宝平时哭闹最厉害也就这几声。有的宝宝则上来就声嘶力竭地大哭大闹，很少有方法能让他安静下来。但事实上，哭得少的宝宝入睡未必快，而大哭大闹的宝宝可能入睡会很快。

曾经有过一个案例，第一晚做睡眠训练时，宝宝几乎没有哭闹，但是坐在婴儿床里玩了 1.5 小时！还有一个宝宝，上来就大哭大闹，15 分钟后却迅速入睡了。

对有的宝宝来说，使用看起来温和的方法反而哭闹厉害，使用看起来不温和的方法反而哭闹时间短，见效快。比如我前面提到的妹妹，间隔放倒法对她来说并不好用，法伯法却帮助了她。

2. 睡眠训练第一晚宝宝大概会哭闹多久

大部分宝宝的哭闹会在 1 小时左右，少部分宝宝在 20 分钟左右，也有少部分宝宝在 1.5 小时左右。如果超过 1.5 小时，我们就需要暂停，检查一下是不是哪里没做好。比如：

- 睡眠温度和穿盖是否匹配，宝宝是否因为过热睡不着？
- 睡前宝宝是否吃饱了，是否是因为没有吃饱而哭闹？
- 执行细节上是否有问题？可以参考我前面提到的各种方法使用时的注意点。

3. 睡眠训练大概做多久才能成功

一般来说，2~3天会看到一些改善，也有些宝宝需要1周左右才能看到改善。通常来说，睡眠习惯的巩固需要2~3周甚至1个月。

睡眠训练中一般到3~7天时会有一些反弹现象。开始顺利不代表后面也会一帆风顺。这需要父母对孩子的整体睡眠情况有非常清楚的认识，在反弹发生时寻找原因并正确地坚持下去。睡眠问题的改善并不是一个直线上升的形式，而是一个螺旋式上升的过程。

4. 如何选择睡眠训练方法

- 根据宝宝和家庭的情况确定训练目标。比如我们是希望宝宝做到在无人陪伴下自主入睡，还是在妈妈的陪伴下自主入睡。
- 综合考虑宝宝的情况和对宝宝哭闹的忍受程度。如果无法忍受宝宝哭闹，也许抱起放下法更合适一些。
- 综合考虑宝宝的月龄和大运动等因素。比如宝宝小于6个月时，我就不太建议使用法伯法。
- 一般来说，法伯法的见效速度会快于抱起放下法。但是实际使用起来，未必就是这样。如果父母心态太过焦虑和着急，反而适得其反。宝宝睡眠习惯的形成不是一天两天的事情，训练也不是两三天就能搞定的事情。

睡眠训练失败的原因

1. 无法坚持下去

这应该是睡眠训练失败的最大原因。我见过很多家庭，虽然在睡眠训练之前达成了一致意见，但是当孩子开始哭闹时，不和谐的声音就出现了。妈妈一方面要承受孩子哭闹带来的巨大压力，另一方面还要承受来自家人的质疑和苛责，心理上的负担可想而知。

有些家里的长辈未必会在言语上质疑或者苛责妈妈，但是会在孩子哭闹时默默地坐在客厅抹眼泪。这种情况下，妈妈承受的精神压力就会更大，在安抚完孩子之后，还要安抚家中的长辈。此时往往最需要被安抚的，是妈妈自己。这种情况不改变的话，孩子和妈妈的身体、精神都难以承受；改变的话，所承受的精神压力又出乎意料地大。

在找我咨询过的家庭中，有一个很特别的现象，就是一般在国外的中国家庭，训练的决心最大，在训练中来自家庭的支持会非常高，相应地训练进度也会快一些。

首先是因为这些家庭结构都比较简单，只有一家三口或者四口，很少有长辈在。即使有长辈在，由于签证问题，也只能短期帮忙。所以在育儿方面，妈妈的话语权最高。而且妈妈往往是全职，一个人带孩子做家务。这种情况下，不进行睡眠训练，妈妈简直无法应对这样的生活，爸爸想不支持都很难。不像在国内，人手充足，可以全家上阵，轮流哄睡，大不了再请个阿姨。

其次，我们不得不承认传承对家庭养育观的巨大影响。在国外生活的年轻父母，独立性往往都很强，这来源于早期的家庭教育中他们的父母潜移默化的影响。道理不难理解，如果是他们的父母一直都不肯放手，这些年轻父母也不太可能有出国读书和生活的经历。所以当这些年轻父母在为自己的孩子做决定时，长辈更多会表示支持。

最后，国外睡眠训练和睡眠知识的普及要更广，虽然很多睡眠训练的反对声音也来自国外。睡眠训练对很多家庭来说，是必须要做，而不是可做可不做的事情。毕竟国外家庭都是几个孩子，如果每个孩子都要妈妈抱着睡、奶着睡，肯定是不现实的事情。在这样的大环境的影响下，在国外的中国家庭对睡眠训练的接受度就会更高，自然容易坚持下来。

虽然我前面提到了，在睡眠训练前全家要达成一致的意见，然而在实施过程中，还会有这样那样的问题。我的建议是，在睡眠训练中，尽量保持家庭结构的简单。比如，可以选择在家中长辈不在家的时候。

2. 无法做到一致性

一致性是睡眠训练中最关键的一条，也是我们日常育儿中建立宝宝安全感的基石。这要求我们在执行睡眠训练期间保持一致，而不是今天让宝宝哭闹，明天又把宝宝抱起来。相比一致性的行为，父母的反复行为会让宝宝迷惑且混乱，导致哭闹更厉害。

睡眠训练中常见的一个现象是"反弹"，一般出现在训练三天之后或者一周左右。这时有些父母会忍不住又倒退回去，开始把宝宝抱起来或者夜醒时继续喂奶。一旦父母的行为不一致，宝宝就会跟着一步一步倒退回去。

很多父母和我说，他们到了后期对宝宝哭闹的容忍度明显下降。虽然前期已经做好了充足的思想准备，但是后期的再次哭闹则是他们没有想到的。

我的经验是，"反弹"虽然存在，但是比例并不是太高。更需要注意的是，宝宝频繁夜醒和哭泣是有原因的。我建议家长逐条检查第二章中提到的影响睡眠的因素。常见的因素有：

- 宝宝白天受到了过度刺激，有时不可避免家里会来陌生人，或者宝宝被带去了一些比较陌生的地方。这会造成宝宝在入睡前再次哭闹或者夜间容易醒来。
- 宝宝白天作息规律被打乱，这往往发生在周末。在睡眠训练取得了一定进展后，父母往往会在周末带孩子外出，打乱了作息规律。这时宝宝的夜间睡整夜的能力尚未得到充分稳定，白天作息混乱会对夜间造成很大的影响。一般来说，在睡眠训练尚未稳定时作息规律被打乱，一般需要2~7天才能恢复过来。

- 睡眠环境不合适，例如温度发生变化。父母在忙碌地应对了几天的睡眠训练后，往往身心疲惫，容易忘记检查睡眠环境这件事情。这比较容易理解，在大多数父母的眼里，睡眠调整的主旋律就是"哭"，而宝宝小时候的主旋律也是"哭"，当睡眠环境有任何问题时，他们都会通过哭闹来表达。家长或者认为孩子只是"反弹"，或者认为睡眠引导并不成功。然后可能会失去对睡眠调整或者对孩子的信心，也有可能为了让孩子坚持下去而让孩子盲目哭闹。这种情况常见于温度变化比较大的季节。

案例

等等，女宝宝，9个月。

妈妈在等等7个月时用法伯法进行了睡眠训练，效果显著。而几天后的一个夜间，宝宝断断续续哭闹了一个小时，妈妈的安抚失效，宝宝被放到小床上会哭闹得更厉害。妈妈认为法伯法没有效果，而放弃了睡眠训练。妈妈在和我探讨时才发现，那天夜里降温，等等应该是被冻醒的。这件事情导致等等把冷这种不舒服的体验和小床联系在一起。才会发生被放到小床就大哭大闹的情况。

睡眠训练的"反弹"虽然存在，但是家长要认真查找"反弹"的真实原因，而不是把锅直接甩给"反弹"。即使是真正的"反弹"，家长也要保持良好的心态，保持一致性。要知道，宝宝的睡眠问题累积已久，要指望在一周内改正并稳定下来，有时是不太现实的。

3. 孩子调整好了，父母没有调整好

睡眠训练本质上是一种睡眠期间的亲子互动方式和关系的调整。既然是互动的调整，就意味着双方都要做出调整。而且，在这个过程中，父母行为

的调整是主导，孩子的行为和态度主要是被父母的行为和态度，尤其是不经意的行为和态度影响的。

举个例子来说，有些妈妈和我反映，一般家里的老二都会比较"皮"，磕磕碰碰疼了也不哭。这往往和孩子受到挫折后大人的反应相关。一般在养育老大时，妈妈普遍比较紧张和焦虑，孩子磕一下还没怎么样，妈妈都会紧张地冲上去问怎么了，孩子就能从妈妈的神态和肢体语言中理解到这个情况是很危险的、不好的，下次再磕到就会立马号啕大哭。而养育老二时，妈妈的心态一般都比较放松，孩子磕碰一下也都不太在意，孩子从妈妈的神态中读到的信息是，没事、安全，以后再碰一下自然也不会有太大的反应。

抱睡、奶睡、喂夜奶也是父母的行为模式。整个调整过程中，父母要有意识地持续改变自己的行为模式。这需要父母有意识地注意并提醒自己，直到新的行为模式固定下来。在我经历的很多睡眠调整案例中，我惊讶地发现，好多时候孩子适应之快，超出了我们成人的想象。这时做妈妈的往往却没有反应过来，还会在半夜醒来等着孩子吃奶。

案例

嘟嘟，男宝宝，7个月。

在训练的第三天已经可以睡整夜了，第四天妈妈告诉我，嘟嘟前晚又起来吃夜奶了。我看了宝宝夜醒的视频后，惊讶地发现，其实嘟嘟根本没有醒来，只是在活动睡眠周期期间发出了一些声音，而妈妈下意识地冲上去抱起嘟嘟喂了夜奶。

如果这种情况继续下去，往往就变成了一种倒退。妈妈就会认为宝宝反弹了，并没有训练好。好在妈妈自己也回看了视频，发现了问题，这个情况就没再发生过。

这种情况是，宝宝已经习惯了睡整夜，而妈妈并没有习惯孩子睡整夜。

———

睡眠改善成果的保持

我见过一些家庭，睡眠引导很成功，可惜的是，没能保持住睡眠引导的成果。宝宝的睡眠状况反而在月龄大一些之后变得更糟糕了。也有很多家庭，在睡眠引导之后就收获了一个"天使宝宝"，睡眠一直都很好。这到底是什么原因呢？如何让自己的宝宝一直"天使"下去呢？

睡眠改善成果都保持不住吗

妈妈群中经常见到的一个说法是：宝宝睡眠调整好了，碰上出牙、打疫苗、生病，就会彻底倒退，调整了也没用。我也的确听到过很多妈妈这样和我诉说，宝宝已经会自主入睡了，然后碰上打疫苗或者搬家，又突然不能自主入睡了，只能一直抱睡或奶睡。

有一位妈妈对宝宝的睡眠自行进行了调整，结果一切都好。然而两三个月后开始倒退，越睡越不好。妈妈一度怀疑是睡眠训练导致了宝宝没有安全感才越睡越差。我和这位妈妈回顾了宝宝睡眠变差的整个过程，发现原来是睡眠训练的成果在环境变化、大运动发展中被人为破坏了。

宝宝好的睡眠习惯在一定阶段没能被保持下去，好像是常见的现象。那为何保持这个睡眠改善的成果这么不容易呢？

相比成人来说，宝宝的睡眠习惯要脆弱很多。我们成人不会因为生一场病就睡眠变差，可能出门旅游不习惯时会导致睡眠变差，但是往往回到家里，就能很快调整回来。而宝宝往往可能生一场病、换个环境，睡眠就会彻底变差。这到底是为什么呢？

1. 宝宝的原因

（1）干扰因素多

宝宝出生后的前 2 年，身体和大脑都会有一个飞速生长和变化的过程。在这个过程中，有诸多因素的变化会影响宝宝的睡眠。第二章谈到的生长发育因素，比如大运动、出牙等或多或少都会对宝宝的睡眠产生影响。4 个月左右时，宝宝内在睡眠模式的变化也会对睡眠产生影响。诸多的因素叠加起来，造成了宝宝的几个睡眠倒退期：4 个月、8 个月、1 岁左右。第四章中谈到过。

要对抗这些因素的影响，其实是需要一定的抗干扰能力的。宝宝自主入睡的能力越强，抗干扰能力就会越强。然而有一些宝宝非常敏感，即使自主入睡能力很强，也容易被这些睡眠倒退的因素影响几天。很多父母在这个过程中又退回了原来的抱哄、奶睡模式，宝宝自然也会倒退。

生病也是干扰宝宝睡眠的另一大因素。宝宝小时候免不了会生病，生病期间有时半夜会因为不舒服醒来，或者需要叫醒宝宝吃药。这时大人出于担心，会过度安抚宝宝，可能会继续抱哄的模式，也可能会多喂夜奶。往往几天后，宝宝就形成了新的睡眠联想。

（2）宝宝学习能力强

为何学习能力强也会造成宝宝睡眠习惯难以保持呢？道理很简单，宝宝学习能力强时，任何一种不好的睡眠习惯，都会学习得很快。这点尤其常见于 4 个月之前的宝宝。

举个例子来说，我家老二在 3 个月左右时有一次黄昏觉睡了 15 分钟就醒来哭，阿姨就把她抱起来哄了哄。在这之后的几天里，老二基本上黄昏觉睡 15 分钟后就会准时醒。后来我花了一周时间才把她学习的这个新的睡眠习惯给打破。

但凡宝宝莫名其妙地频繁夜醒时，我们没有仔细找原因就喂奶，一两天下来宝宝很容易就频繁夜奶了。有很多本来会自主入睡的宝宝，因为打了一次疫苗，入睡时可能会有一些哭闹，抱睡、奶睡了几次，很快就不再自主入睡了。或者有一两次不明原因的哭闹，抱睡、奶睡了几次，就不能自主入睡了。

（3）自律是件难事

良好的睡眠需要作息规律，自主入睡。我们帮助宝宝养成规律作息，自主入睡，其实都是在培养他自律的好习惯。然而，自律是件难事。想一想，对我们成人来说，规律作息不熬夜，每天认真锻炼身体，是不是很困难？但凡有些让人兴奋的事，比如世界杯、过年，很容易就放飞自我了。

我们需要通过一次又一次的设定并强调这个睡眠规则，宝宝才能将这个规则内化，变成真正的自律。在这个过程中，但凡我们家长坚持不住，比如觉得让宝宝早睡给自己的压力太大了，时间不够，等等，就容易导致宝宝作息混乱。有很多家庭本来是让宝宝晚上 8 点左右入睡，结果过了一个春节，入睡时间就变成了晚上 9 点。

2. 养育的原因

（1）更换抚养人

很多妈妈在产假结束后去上班，白天宝宝换成了由长辈或者阿姨带。长辈或者阿姨给宝宝白天的作息安排和妈妈不一致时，就容易导致宝宝白天作息再次混乱，而影响到夜间。还有就是，宝宝和新的抚养人可能并不熟悉，会抗拒由新的抚养人来安排他小睡，也会导致作息混乱。

如果新的抚养人和妈妈的养育理念不同或者不认同自主入睡理念，都会造成睡眠倒退。比如新的抚养人看到宝宝哭闹时，可能会抱哄而不会去查找原因。

（2） 家长怕烦

答应宝宝的要求远比坚持原则简单。举个例子，幼儿园门口有个卖玩具的老太太，有段时间我家老大放学了都要在老太太的小摊前驻足一下，让我给她买个玩具。我是不愿意买的，原因有二：第一，老太太的玩具很多都不太安全，尤其是到了老二手上会有危险；第二，天天放学就买玩具也不现实，家里玩具一大堆。

答应她很简单也是件很愉快的事，10块钱以内就能解决，她立马能高高兴兴回家。不答应她，她就会站在那里不走，然后各种软磨硬泡，再挤出几滴眼泪来，不烦死我誓不罢休。我大概花了1个月的时间，甚至有一次她在老太太的小摊前号啕大哭我也没动摇，终于让她不再要求买老太太的玩具。期间我好多次都快烦炸了。

宝宝的夜奶也是这样，哭闹时塞个奶分分钟就能搞定。可是要搞清楚宝宝夜醒的真正原因，然后再对症下药是件烧脑的事。在寻找的过程中，还要忍受宝宝的哭闹，的确是很烦人的一件事。很多妈妈上班后宝宝开始频繁夜奶。原因其实是，妈妈觉得累，不想影响自己上班和休息，干脆就塞奶，来得快。

入睡拖延症也一样。对于一个处在叛逆期的宝宝来说，让他到时间去睡觉是一件很需要耐心的事情。我们需要睡前投入陪伴，设置好睡眠环境，陪睡的还要早早和孩子一起躺在床上。他可能会反抗睡觉，可能会哭闹，但是任由他玩，最后累了再睡也更简单，中间我们刷刷手机就好了。

（3） 睡眠规则未被重视

我们把宝宝的睡眠规则放置在一个什么地位上，对宝宝的睡眠影响也非常大。比如，我们大部分的安排都让位于宝宝睡眠，宝宝的作息规律就能被维护得好，睡眠改善的成果自然也会被保留下来。如果我们周末会和朋友、亲戚吃饭，还有其他事情的安排优先于宝宝睡眠，宝宝的睡眠自然会容易被打乱。被打乱的次数越多、时间越长，就越难恢复。

如何保持睡眠改善的成果

睡眠改善的成果没有被保持，起因是宝宝的问题，但是根本原因还是养育的问题。下面我们就谈谈当宝宝出现这样那样的问题时，我们家长如何做才能保持睡眠改善的成果。

1. 夜醒规律的保持

如果已经睡整夜的宝宝或者夜醒很少的宝宝，突然有一次频繁夜醒，首先要做的是按照第二章的内容来排查原因，并根据第二章的建议来处理。一般夜醒的常见原因有以下几个：

- 冷热问题。前半夜容易热醒，后半夜容易冷醒，可以参考第三章。
- 过度刺激问题。可以参考第二章。
- 过度疲劳问题。并觉期间白天少睡一觉，如果夜间宝宝没有提前入睡也容易因过度疲劳而频繁醒来。
- 出牙问题。一般能自主入睡的宝宝很少受到出牙的影响而夜醒。
- 大运动。主要是翻身，可以参考第二章。

- 更换环境。可以参考第二章。

- 身体不舒服。

即使当下排查不出来，也不要随意增加夜奶或者再去抱哄，而是用其他级别比较低的方式来安抚宝宝。

给夜奶前，我们可以问问自己下面的问题：

- 宝宝真的需要夜奶吗？

- 宝宝真的饿吗？

- 这次夜奶是因为我太累了或者嫌烦才给的吗？

当我们问了自己这几个问题后，也许用夜奶堵住宝宝哭声的冲动就没那么强了。

有妈妈会问，生病能否多喂夜奶？其实大多数宝宝在生病期间并没有胃口吃奶和吃饭，这点和我们成人一样，这也是人体的一项自我保护机制。但是我们家长太焦虑了，往往担心宝宝不吃东西病就好不了，所以白天宝宝不好好吃奶时，家长就会趁着宝宝夜醒不舒服多喂一些奶，这反而容易养成频繁夜奶的习惯。如果6个月以上的宝宝生病不舒服夜醒，有需要时可以喂一些水。宝宝生病期间是很嗜睡的，反而需要更好的睡眠。

2. 作息规律的保持

作息规律往往会因为外出被破坏，比如旅游、回老家、出国，甚至是小月龄的宝宝周末连续两天外出。生病有时也会打乱作息规律。

那我们如何在旅游或者外出中尽量保持宝宝的作息规律呢？

- 带宝宝出去时，尽量选择作息规律已经规范且比较稳定的时期，这样即使被打破，也容易恢复。

- 1岁以下的宝宝，我更建议带去一些海边度假酒店。这样就不会出现宝宝要睡觉时赶不回来的情况。

- 如果要带宝宝去一些景点，可以在外面选择一个短的小睡，尽量让宝宝睡在婴儿车里，这样不容易养成抱睡的习惯，而且大人也相对轻松。同时保证一个长的小睡，一般是午睡，在酒店睡，这样宝宝能充分休息，不至于过度疲劳。

- 如果白天作息安排确实很乱也没关系，确保宝宝夜间入睡的时间是正常的甚至稍微早一点即可。毕竟，夜生活是成人的专利，而不是 2 岁以下的宝宝所能承受的。有家长会抱怨这件事，觉得出去旅游都不能去逛逛当地的夜市，太遗憾了。但是，我们不能因为自己想玩就忽略了宝宝的睡眠需求。

- 乘坐飞机时，可以选择宝宝睡觉时间起飞的航班。宝宝在飞机上往往很容易入睡。如果选择不到合适的航班，宝宝作息混乱也只是一天而已，调整回来相对容易。

如果这个规律被彻底打乱了，又如何调整回来呢？

- 首先按照宝宝原来晚上入睡的时间安排入睡，这样早晨起床的时间又会回到原来，一天的作息规律基本就可以恢复。

- 如果晚上入睡时间已经被推迟，早晨起床时间也偏晚，可以在早晨按照原来的时间把宝宝叫起来，然后全天的作息规律就可以恢复到以前了。

我家老二 1 岁 9 个月时我带她去台湾旅行，全天的作息时间全部被打乱，完全按照我们的行程随时睡。虽然没规律，但是也基本保证了她的精神还可以。回到北京后，我首先恢复了她夜间入睡的时间，第二天白天的作息规律就很快找回来了。

3. 入睡习惯的保持

如果宝宝已经能自主入睡了，这个是要特别注意坚持的。生病、打疫苗、出牙、大运动等都有可能会让宝宝睡前比较烦躁，难以入睡，但是，这并不代表宝宝不能自主入睡。我们成人生病时也会入睡困难，但是这不代表我们不能自主入睡。宝宝亦然。

宝宝生病时入睡可能会有些问题，但是抱着入睡未必能解决问题。很多自主入睡的宝宝，抱着睡不但睡不着，也睡不好。也有一些自主入睡的宝宝，如果再改回抱睡，和调整自主入睡的难度是一样的。更何况，自主入睡的宝宝在生病期间因为比较疲惫，会比较嗜睡，反而容易入睡。

案例 茉茉宝宝，5个月时经过调整能在婴儿床上自主入睡。1岁半时因为高烧惊厥住院。在住院期间，为了帮助茉茉睡个好觉，妈妈把婴儿床搬到了医院。虽然医院环境比较吵闹，茉茉依然能自主入睡，作息规律。因为得到了充足的休息，茉茉病情恢复得很快。

这里我要特别谈一下大运动影响自主入睡时该如何处理。因为我发现很多家庭在面对这个问题时，一筹莫展。

（1）翻身

很多自主入睡的宝宝，在刚学会翻身时，会在入睡前不停地翻身趴下。家长担心宝宝不会趴着睡，且趴睡比较危险，就会帮宝宝翻回来。然而，宝宝会继续翻回去，周而复始折腾几次，宝宝就会变得很愤怒或者干脆兴奋得不睡了。

当宝宝翻身趴下并不哭闹时，也许只是想体验一下趴着的乐趣，我们并不需要着急把宝宝翻回仰卧姿势。如果宝宝因为困了，觉得这个姿势不合适而哭闹，再帮他翻回仰卧姿势。如果帮宝宝翻成仰卧姿势，他依然迷恋翻身趴下时，我们可以给他几分钟时间，看看他是否要趴着入睡。

（2） 扶床站

很多刚刚学会扶站的宝宝，在入睡时会扶着床栏兴奋地站着不肯倒下。家长往往会采取两种方式：

- 为了让宝宝尽快入睡，继续抱哄或者喂奶。
- 不停地放倒宝宝，然后按着宝宝入睡。

显然，这两种情况都不是最好的解决方案。第一种方式让睡眠调彻底开了倒车，第二种方式很容易造成宝宝过度兴奋，更难入睡。对宝宝来说，能和妈妈玩放倒的游戏好开心啊。

其实宝宝在能站后会在困时自己倒下去睡，只是开始学会站那几天很兴奋，不愿意倒下去而已。我们往往喜欢紧盯着宝宝入睡，当宝宝没能很快睡过去时，我们就着急和焦虑，而采取上面两种方式"哄睡"宝宝。

其实，我们最需要的是耐心地等，等宝宝自己倒下去。如果他自己确实无法倒下而召唤我们，我们才需要帮助他倒下去。但是这个仅限于前两天宝宝自己倒下去不熟练的情况，一旦宝宝学了自己倒下去，我们就需要完全放手了。

宝宝一旦能自主入睡了，就不会发生能力的退转，但是可能会因为我们成人的不当干预而发生行为的退转，可能会回到抱睡、奶睡的老路上。这就好比很多会自己吃饭的宝宝，本来已经可以自主进食了，但我们成人可能觉得宝宝自己吃饭吃得少，吃得慢，就会喂宝宝，导致宝宝上幼儿园之前还需要喂饭。

4. 更换抚养人

新的抚养人最好在妈妈上班前的一个月，就开始上岗。新的抚养人需要仔细向妈妈了解宝宝的作息规律。妈妈可以循序渐进地将安排入睡这件事情交给新的抚养人。具体做法如下：

- 前3天，可以妈妈来进行睡眠程序，新的抚养人在旁边观察。
- 接下来3天，可以由新的抚养人来进行睡眠程序，妈妈在旁边观察并指导。
- 之后，则由新的抚养人来进行睡眠程序，妈妈全程不参与。

如果是新的抚养人不能那么早上岗，对宝宝的作息了解比较有限。妈妈可以将宝宝的作息规律写在小黑板上，挂在家里显眼的地方给新的抚养人做参考。

同时，如果宝宝的入睡出现问题，新的抚养人要和妈妈及时沟通并寻找原因。

5. 将规则置于重要地位

说这么多，核心就是坚持规则，并将这个规则放在非常重要的地位上。我认识的很多孩子睡眠非常好的家庭，都把孩子晚上几点睡觉作为非常重要的规则，只允许偶尔的例外。

二胎妈妈或许更有感触，在养老大的过程中，经历了多少斗智斗勇，孩子有多少次挑战我们的底线。我经常开玩笑说，养孩子就是不停地设定规则，孩子不停地试图破坏规则，我们又努力地维持规则的一个过程。

将好的睡眠习惯放在非常重要的地位上，并坚持这个规则。慢慢地，你会发现孩子也是会配合你的。比如前面提到的妹妹，9个月时可以自主入睡，1岁多时，一到睡觉时间，就会拉着妈妈往卧室走，然后指着婴儿床表示要睡觉。

8 第八章

从睡眠改善看养育之道

睡眠问题是我们养儿育女道路上碰到的第一个挑战。来自孩子的每一个问题都是我们养育路上的必修课。有人说，养育就像闯关升级。经历了每一关的挑战和磨砺，我们才获得了丰富的养育体验，才有可能成为更好的自己，为以后的养育道路聚足资粮。

睡眠改善对亲子关系的影响

这些年来，每个来找我寻求帮助的父母都是焦虑而且疲惫不堪的。

曾有很多个夜晚，把无论如何哄都一直哭闹的孩子扔给"队友"，自己一个人去阳台看着夜幕，想着跳下去就去清静了。曾有很多个时刻，我都听着孩子的哭声睡着了，心如死灰、生无可恋。说什么"熬"，分明是"煎熬"，每天看着孩子都觉得爱不起来，感觉生活中只剩下三个人的互相伤害。8个月时进行了睡眠训练，72小时以内解决问题。我爸曾质问我，你怎么忍心让孩子那么哭不去哄他。我说哭是他的语言，言论自由，你不能禁止他说话，然后我爸摔门走了。在那些你不知道的深夜里，三个人抱头痛哭又有谁知道。

我全职一个人带孩子。在孩子"睡渣"的时光里，我每天连给自己炒个菜的精力都没有。每天吃 8 两米饭，最多放点儿醋、盐、香油，体重每天掉 300 ~ 800g，严重营养不良，浑身所有的关节都在疼。我那时都觉得活不到孩子上幼儿园就得死了。那些日日夜夜，除了"队友"，又有谁知道。既然终究要哭，就愿你哭过后睡得好吧，让我们放过彼此。孩子睡得好是前提，怎么才能睡得好是方法，愿每个妈妈都找到方法，岁月静好。

这是一位找我寻求帮助的妈妈给我的留言。这段留言我每看一次，就要落泪一次。这大概是很多家有"睡渣宝宝"的妈妈的真实写照。"每天看着孩子都觉得爱不起来，感觉生活中只剩下三个人的互相伤害。"是啊，一个睡眠不足精疲力竭的妈妈，又如何能高质量地陪伴和理解孩子呢？

案例　贝贝宝宝，3 个半月。在找我寻求帮助以前，入睡非常困难。每次爸爸妈妈或外婆要这样抱哄，她才肯睡：一只手环抱宝宝，一只脚踩在床沿上，把宝宝放在自己踩着床沿的腿上，另一只手轻抚宝宝的额头帮她顺势闭眼，另一只脚踩在地面上。以这样的姿势做深蹲，同时，嘴里还要发出嘘嘘的声音。这样抱哄 10 分钟才能入睡，如果不这样就非常难入睡。贝贝爸爸是铁人三项的选手，在哄了宝宝 2 个月后，觉得自己的"腰要废掉了"。铁人三项的选手尚且如此，更何况那些普通妈妈呢？

这几年"安全感"成为育儿界的高频词。网络上有很多文章抨击这样做会伤害孩子的安全感，然后又建议这样做孩子才能有安全感，搞得妈妈们提心吊胆，生怕哪样没做好，就毁了孩子的一生。

安全感和原生家庭是密不可分的，孩子最初的安全感是从和父母的关系中建立的。简单地说，就是和父母的关系好，孩子安全感就强。而且，孩子会从父母之间的关系中，获得他对这个世界的人与人之间的关系的最初理解。

我一向认为，能否给到孩子安全感的根本在于妈妈的情绪。一个情绪稳定、乐观、积极的妈妈才能给孩子足够的安全感。妈妈的情绪不仅左右着亲子关系，也极大影响了婚姻和家庭关系，而婚姻和家庭关系又会对孩子的安全感产生影响。

一个被焦虑、愤怒、悲伤等负面情绪所缠绕、支配的妈妈，在孩子哭闹时，而很难体会到孩子的真实需求。当孩子夜醒时，焦虑、愤怒的妈妈的反应往往是：怎么又醒了？从而很难让自己冷静下来，去分析和判断孩子醒来的真实原因。

睡眠不足的妈妈其实很难保持良好的情绪。睡眠不足会减弱大脑额叶部分的活动，而额叶的主要功能是调控情绪。我尝试过很多种方法让自己保持在一个积极乐观的良好情绪中，然而，一旦睡眠不足，自己就会变得易怒、焦虑。在所有调节情绪的方法中，我认为没有比充足的睡眠更加有效的手段。

如果通过睡眠调整，宝宝和妈妈的睡眠都得到了改善，宝宝每天面对的，会是一个精力充沛且情绪良好的妈妈。这样的妈妈，会有更多精力和孩子互动，更能了解孩子，更能对孩子的需求做出合适的反应。

"高需求宝宝"也是这几年常用的名词之一，这个词来源于西尔斯医生的《西尔斯亲密育儿百科》一书。然而我的观察是，"高需求宝宝"这个词被滥用了，睡眠不好的宝宝往往会被扣上"高需求宝宝"的帽子。而这些所谓的高需求宝宝并不是有真正的"高需求"，大部分都是正常的需求，只不过没有被父母理解到而已。比如孩子经常哭闹，很有可能只是长期缺乏睡眠造成的。

育儿中比较忌讳的一件事就是上纲上线，给孩子扣个"坏"的帽子。想想我们小时候，有很多孩子，只是因为学习不好，就被扣上了"坏孩子"的帽子，顶着"坏孩子"帽子的孩子，由于经常被老师"告状"，给父母带来很多麻烦，往往亲子关系也不太好。

如果宝宝被扣上了"高需求宝宝"的帽子，和"天使宝宝"相比，在妈妈那里受到的情绪上的待遇或多或少是不同的。人的本能是趋利避害的,"高需求宝宝"其实很难让妈妈有充足的耐心,虽然有很多书籍和文章一再教导妈妈们要对"高需求宝宝"耐心耐心再耐心。

绝大多数宝宝通过睡眠调整,都可以摘下"高需求宝宝"的帽子。还有很多被误解了的"天使宝宝",在睡眠调整后给父母带来了不少的惊喜。父母对待摘下"高需求"帽子的宝宝时自然多了很多耐心和爱心。

自信和信任的建立

世界上的爱都以聚合为目的,唯有父母对孩子的爱,以分离为目的。育儿的目的是帮助孩子为这场分离做好准备。而自信是心理独立的基础,当孩子有自信时,他才能调动自己的资源来解决问题,最终走向独立之路。孩子的自信是在父母对自己的无条件接纳,尊重和信任的基础上建立起来的。自信也是安全感中一个很重要的维度。

在育儿中,尊重和信任是说着容易做起来非常难的事情。举个简单的例子来说,如果父母口头上说对孩子"信任",却事事包办,这本质上其实是对孩子的"不信任"和"不尊重"。不信任孩子可以解决自己的问题,搞定自己的事情;也不尊重孩子的能力发展。长期处于这样环境下的孩子,当真正碰上难题需要他自己去解决时,是否能有足够的信心和勇气呢?

二胎家庭往往都有一种感觉,同年龄阶段,往往老二在各方面能力都碾压老大。为什么呢?因为在养育老大的过程中,父母是缺乏自信的,所以也很难真正放手,信任老大自由地发展,往往干预太多。而养育老二的过程中,一方面父母更自信一些,另一方面确实没有时间顾及太多。这无意中给了老二真正的信任,老二的能力自然会比老大强一些。

当孩子碰上难题时,父母处理的态度直接影响了孩子自信的建立。我们直接给孩子答案是最简单的方式,但是孩子就会变得依赖父母,而不去自己积极动手解决问题。合适的方式莫过于先给孩子一定的机会自己解决问题，当孩子无法自己独立解决问题时，父母再介入提供一定的帮助，和孩子一起面对问题，解决问题。最终孩子在这个过程中才能学会如何自己积极地面对和解决问题，从而坦然地面对自己的人生。

睡眠调整中的各种训练方式无不遵循了这个育儿原则。让孩子先尝试自己解决入睡问题，当孩子无法完全独立完成时，父母才介入，提供一定的帮助并逐渐退出，将处理睡眠的权利完全交还给孩子。

在睡眠调整之前，很多父母往往对孩子缺乏信任，不认为孩子有睡好觉的能力，他们认为"我的孩子是'睡渣'""他就是睡不好，我所有的方法都尝试了，还是不行"。甚至也有绝望的妈妈来问我："我的孩子还有救吗?"而在睡眠调整过程中，孩子往往能给父母很大的惊喜。这种惊喜也教导了父母：孩子有无限的惊人的潜力，只要我们肯放手，孩子能做到的往往比我们想象的多很多。

通过这样的经历，很多父母学会了如何信任自己的孩子，尊重孩子本来的样子，如何去放手让孩子发展自己解决问题的能力，从而帮助孩子建立自信。睡眠是孩子出生前两年的头等大事，让孩子学会自己睡觉，是父母和孩子面临的第一个人生挑战。父母在引导孩子的过程中建立并领悟的原则，将会令父母和孩子终身受益。

自律和安全感的建立

有规则有规律的生活对孩子安全感的建立十分重要。1岁以内的孩子的大部分需求都是生理方面的，吃喝拉撒睡是他们生活的主旋律。当他们这些基本的生理需求都得不到满足时，情绪会比较混乱，安全感也很难建立起来。

睡眠不好，作息混乱的孩子往往哭闹比较多。哭闹也是他们的生理需求没有得到满足的表现。如果父母并没有给孩子建立起作息和睡眠的规律，便很难判断孩子的需求，往往会出现在孩子哭闹想睡觉时给孩子喂奶，结果孩子不吃奶闹得更厉害的情况。

作息规律，让宝宝对自己生活的可预期性增强。他知道饿了妈妈会送来吃的，困了妈妈会安排他入睡，生存不会没有保障，而会得到父母的照顾。此时，孩子信任父母，安全感也就容易建立起来。

而设立规则对孩子建立安全感同样重要。无条件纵容孩子，往往会让孩子觉得自己是无所不能的"神"，而如果孩子没有拥有与你给予他的权利相匹配的能力时，可能就会遭遇与他承受能力无法匹配的挫折。而且，无条件纵容孩子，往往会让孩子觉得父母是软弱的，且无法信任和依靠。当然，我并不是在鼓吹父母权威的重要性。但是在童年，父母高大无所不能的形象，往往是孩子安全感的重要来源。

不给孩子设立规则，或者不执行规则，孩子不知道边界在哪里，往往会到处乱闯。很多时候，父母并不会很有耐心地容忍这种情况，会冲孩子发火。这种情况多了，亲子关系就会受到影响，孩子安全感的建立自然也会受到影响。

2岁左右的孩子并没有自律的意识，拖延入睡只是单纯地出于贪玩的目的而不想睡觉。如果父母能在这时及时介入，帮助孩子建立入睡的规则，孩子往往能将规则内化，养成自律的好习惯。

父母的自我成长之路

孩子没有问题，孩子的问题都是父母的问题。如果在育儿之初，我们能对这句话有清醒的认识，就能少走很多弯路，亲子关系也会顺畅很多。孩子是一面镜子，映照出我们内在的问题。

大多数新手父母在面对孩子的睡眠问题时，都认为是孩子自身或者天生的问题。"睡渣""高需求宝宝"，从这些名词中可见父母对于孩子睡眠问题的源头的认知。很多父母找到我时，都希望通过我的指导改善孩子的睡眠。

往往通过睡眠调整，父母才意识到，孩子有无限的潜力，而对孩子的误解，过度干预，才是造成孩子睡眠问题的根本所在。睡眠调整，是对父母对待孩子行为的一种调整，更多情况下是调整父母，而非孩子。

这个过程给新手父母上了第一堂课：孩子是没有问题的，孩子是有无限潜力的，而孩子的问题往往都是父母的问题。如果父母在育儿的早期对此有深刻的认识，便会在后面的育儿生涯中抱有谦卑的心态，在孩子出现其他问题时主动反思问题的源头所在。

"开始内省"是人自我成长中的重要里程碑。改善孩子的睡眠问题，开启了我们育儿之旅的内省，从而把我们带上了自我成长之路。

参 考 文 献

[1] 霍格，布劳. 实用程序育儿法 [M]. 张雪兰，译. 北京：京华出版社，2009.

[2] 维斯布朗. 婴幼儿睡眠圣经 [M]. 刘丹，李东，王君，等译. 南宁：广西科学技术出版社，2011.

[3] 法伯. 法伯睡眠宝典 [M]. 戴莎，译. 杭州：浙江人民出版社，2013.

[4] 韦斯特，凯南. 韦氏婴幼儿睡眠圣经 [M]. 李寒，译. 北京：金城出版社，2011.

[5] 卡普. 卡普新生儿安抚法 [M]. 陈楠，译. 杭州：浙江人民出版社，2013.

[6] 艾盖瑞，贝南罗特. 从0岁开始 [M]. 林慧贞，译. 广州：广东经济出版社，2005.

[7] 谢尔弗. 美国儿科学会育儿百科 [M]. 陈铭宇，周莉，池丽叶，等译. 6版. 北京：北京科学技术出版社，2016.

[8] 谢弗. 儿童心理学 [M]. 王莉，译. 北京：电子工业出版社，2016.

[9] 伯克. 伯克毕生发展心理学 [M]. 陈会昌，等译. 北京：中国人民大学出版社，2014.

[10] 肖可夫，菲利普斯. 从神经细胞到社会成员 [M]. 方俊明，李伟亚，译. 南京：南京师范大学出版社，2007.

[11] 温尼科特. 妈妈的心灵课 [M]. 魏晨曦，译. 北京：中国轻工业出版社，2016.

[12] 德鲁克曼. 法国妈妈育儿经 [M]. 李媛媛，译. 北京：中信出版社，2012.

[13] 科恩. 游戏力 [M]. 李岩，译. 北京：中国人口出版社，2016.